汉竹编著·健康爱家系列

痛风不反复：

降嘌呤 控尿酸 护关节

杨长春 主编

  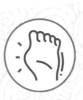

江苏凤凰科学技术出版社

全国百佳图书出版单位

·南京·

图书在版编目（CIP）数据

痛风不反复：降嘌呤 控尿酸 护关节 / 杨长春主编 . — 南京 : 江苏凤凰科学技术出版社 , 2022.8
（汉竹·健康爱家系列）
ISBN 978-7-5713-2826-9

Ⅰ . ①痛… Ⅱ . ①杨… Ⅲ . ①痛风 – 防治 Ⅳ . ① R589.7

中国版本图书馆 CIP 数据核字 (2022) 第 033469 号

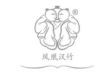

中国健康生活图书实力品牌

痛风不反复：降嘌呤 控尿酸 护关节

主　　　编	杨长春
编　　　著	汉竹
责 任 编 辑	刘玉锋　黄翠香
特 邀 编 辑	张　瑜　仇　双　朱崧岭
责 任 校 对	仲　敏
责 任 监 制	刘文洋

出 版 发 行	江苏凤凰科学技术出版社
出版社地址	南京市湖南路 1 号 A 楼，邮编 : 210009
出版社网址	http://www.pspress.cn
印　　　刷	南京新世纪联盟印务有限公司

开　　　本	720 mm×1 000 mm　1/16
印　　　张	11
字　　　数	220 000
版　　　次	2022 年 8 月第 1 版
印　　　次	2022 年 8 月第 1 次印刷

标 准 书 号	ISBN 978-7-5713-2826-9
定　　　价	39.80 元

图书如有印装质量问题，可向我社印务部调换。

导读

尿酸高就是痛风吗？
痛风患者可以吃哪些蔬菜和水果？
痛风发作时怎样缓解疼痛？
……

痛风是一种慢性病，痛风患者不仅要长期控制饮食，还要预防痛风并发症。防治痛风，关键在于改变平时的不良生活习惯。

本书从饮食、生活起居、用药、运动、经络穴位等方面给出痛风防治方案，方便读者根据自身情况做选择，让痛风患者既能很好地控制痛风，也能享受生活，享受美食。

主　编：
杨长春（解放军总医院第三医学中心）

副主编：
张　永（解放军总医院第一医学中心）
马丽超（解放军总医院第二医学中心）
段媛媛（解放军总医院第二医学中心）
何玉梅（解放军总医院第八医学中心）
陈　卓（解放军总医院第三医学中心）
白　晶（解放军总医院第三医学中心）

编　委：
林红兰（解放军总医院第三医学中心）
邹德勇（解放军总医院第三医学中心）
马永升（解放军总医院第三医学中心）
李慧芳（解放军总医院第二医学中心）
刘鲁川（解放军总医院第二医学中心）
冯　睿（解放军总医院第三医学中心）
王文静（解放军总医院第三医学中心）
赵海滨（清华大学长庚医院）

常见食物嘌呤含量表

注：此部分数值为每 100 克可食部分的嘌呤含量。

第一类 嘌呤含量 ≤ 25 毫克 /100 克

食物名称	嘌呤含量 （毫克 /100 克）	食物名称	嘌呤含量 （毫克 /100 克）
奶、蛋等动物来源食物		生菜	16
牛奶	1	菜心	17
奶酪	2	胡萝卜	17
奶粉	4	白萝卜	11
酸奶	8	芹菜	5
鸡蛋	1	青椒	6
松花蛋	1	芥蓝	19
鹅蛋	1	香菜	21
鹌鹑蛋	7	大白菜	14
鲜海参	8	苦瓜	12
海蜇丝	9	山药	15
主食及淀粉类		冬瓜	1
玉米面	12	丝瓜	14
小米	20	黄瓜	11
挂面	21	茄子	13
高筋粉	21	莴笋	12
小麦粉	25	尖椒	6
黄米	16	四季豆	23
高粱米	15	绿豆芽	11
薏米	15	茭白	23
红薯	12	油菜	17
土豆	13	茼蒿	15
粉条	2	油麦菜	13
芋头	15	莲藕	10
木薯	10	香葱	25
土豆淀粉	5	番茄	17
蔬菜类		空心菜	22
菠菜	8	西葫芦	20

（表格内数据参考《中国食物成分表标准版，第二册》）

食物名称	嘌呤含量 （毫克/100克）	食物名称	嘌呤含量 （毫克/100克）
水果类		火龙果	13
樱桃	11	木瓜	4
桃	14	大枣	13
西瓜	6	**调味品**	
香瓜	7	陈醋	12
杏	5	米醋	3
橘子	4	番茄酱	7
葡萄	8	甜面酱	10
菠萝	11	沙拉酱	3
香梨	5	**其他类**	
芒果	11	绿茶	1
苹果	1	冰红茶	1
杨梅	10	红糖	5
香蕉	7	大豆油	1.6
李子	5		

第二类 嘌呤含量为 25~150 毫克/100 克

食物名称	嘌呤含量 （毫克/100克）	食物名称	嘌呤含量 （毫克/100克）
豆类及其制品		**肉类**	
南豆腐	94	猪肉	138
北豆腐	68	猪血	40
内酯豆腐	100	牛肉	105
熟豆浆（甜）	29	牛肉干	127
花芸豆	118	羊肉（生）	109
纳豆	110	驴肉（熟）	117
		烧鸭	88
		烧鹅	89

食物名称	嘌呤含量 （毫克/100 克）	食物名称	嘌呤含量 （毫克/100 克）
水产类		香椿	40
鲢鱼	141	大葱	31
草鱼	134	菜花	41
河鲈鱼	133	平菇（鲜）	89
金枪鱼	130	杏鲍菇（鲜）	94
武昌鱼	128	金针菇（鲜）	59
鳝鱼	127	银耳（干）	124
鲤鱼	122	香菇（鲜）	37
鳗鱼	117	**其他类**	
沙丁鱼	82	腰果（熟）	80
鳕鱼	71	栗子（熟）	35
多宝鱼	70	核桃（熟）	40
河蟹（生）	147	杏仁（熟）	32
大闸蟹（熟）	121	松子（熟）	75
蔬菜、菌菇类		开心果（熟）	70
黄豆芽	29	白芝麻（熟）	66
南瓜	29	黑芝麻（熟）	43
西蓝花	58	花生（熟）	85
豌豆	86	南瓜子（熟）	61
豇豆角	45	葵花子（熟）	27

第三类 嘌呤含量为 150~1 000 毫克 /100 克

食物名称	嘌呤含量 （毫克 /100 克）	食物名称	嘌呤含量 （毫克 /100 克）
内脏类		三文鱼	168
鸡肝	317	烤虾	389
鸡胸肉	208	干虾仁	345
鸭肝（熟）	398	基围虾（生）	187
鸭肠（熟）	346	生蚝	282
鸭胗（熟）	316	牡蛎	242
猪肥肠（熟）	296	蚬子（熟）	206
猪肝	275	干贝	193
猪肾	239	扇贝	235
猪肺	272	**蔬菜、菌菇类**	
羊肝（熟）	227	紫菜（干）	415
水产类		香菇（干）	405
海鲈鱼（熟）	227	竹荪（干）	285
鲅鱼	214	海苔	249
鲶鱼	187	**其他类**	
黑鱼	169	鸡精	518
黄花鱼	165	酵母粉	335

目录

第一章 痛风防控靠自己

第二章 不可抗拒药物治疗

第三章 饮食是控制痛风的关键

第四章 动一动,自然缓解痛风

第五章 用经络穴位激发自愈力

第六章 轻松度过痛风急性发作期

第七章 防止并发症悄悄到来

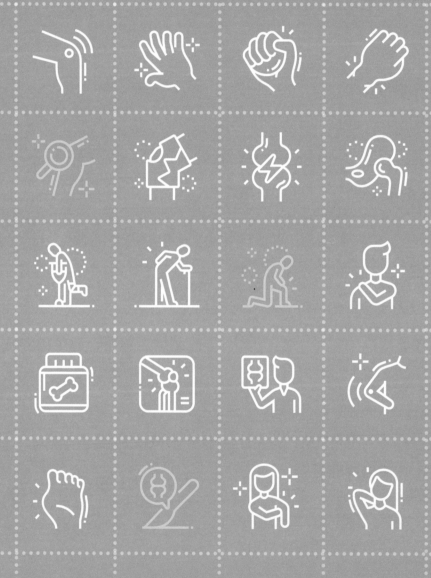

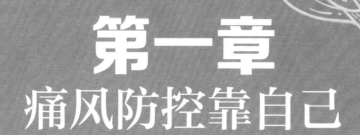

第一章
痛风防控靠自己

　　提起痛风，不少患者都会想到痛风发作时的剧烈疼痛，让人难以忍受。其实，疼痛只是痛风症状的一个方面，若不及早控制病情，还会引发更多的不良症状，比如慢性肾脏病、高血压、糖尿病以及心脑血管疾病等。本章介绍了痛风的基本知识，帮助患者认清痛风真面目，及早预防和治疗，远离痛风带来的危害。

痛风是
尿酸高惹的祸

近些年来，随着人们物质生活水平的不断提高，痛风的发病率逐年上升，使很多痛风患者饱受困扰，严重影响了患者的生活质量。那关于痛风你知道多少呢？接下来就为你介绍一些关于痛风的内容，比如嘌呤、尿酸、高尿酸血症等。

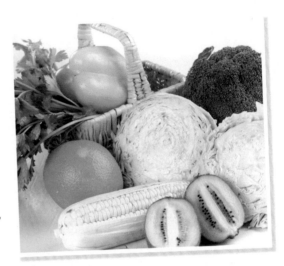

蔬菜大多是低嘌呤食物，痛风患者可适当食用。

？先来认识嘌呤

嘌呤是人体必需的物质，其代谢发生紊乱会导致血液内尿酸含量过高，引发痛风。嘌呤是尿酸的先驱物质，由于人体时时刻刻都在进行新陈代谢，在人体内也会形成许多嘌呤。人体内的嘌呤由核酸分解代谢的约占80%，另外约有20%的嘌呤来自摄取的食物。这些嘌呤经由肝脏代谢后，最终产生尿酸。体内嘌呤越多，尿酸自然就会越高。

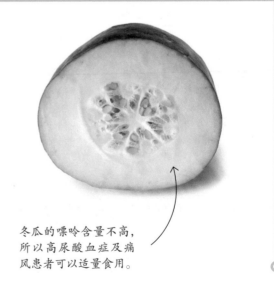

冬瓜的嘌呤含量不高，所以高尿酸血症及痛风患者可以适量食用。

高尿酸血症：高尿酸血症是嘌呤代谢紊乱引起的代谢异常综合征。无论男性还是女性，非同日 2 次血尿酸水平超过 420 微摩尔 / 升，称之为高尿酸血症。

? 什么是尿酸

尿酸是嘌呤分解代谢的最终产物，一般被视为废弃物。人体内的尿酸有两个来源：一是由体内核酸的分解代谢产生，二是来自日常饮食。正常情况下，尿酸能通过尿液排出体外，一般人体内尿酸的生成量和排泄量大致是平衡的。如果机体内源性尿酸合成和排泄正常，是不会导致高尿酸血症或痛风的。当机体的内在代谢出现异常，使尿酸停留在血液中排不出去时，机体基础血尿酸水平才会升高，从而产生高尿酸血症。此时如果仍继续大量摄入高嘌呤食物，尿酸将会沉积在关节、皮下组织或肾脏等部位，进而诱使痛风发生。

? 高尿酸血症与痛风的关系

许多人都误认为高尿酸血症等同于痛风，一旦发现某次检查的尿酸值升高，就非常紧张，四处去搜寻治疗痛风的"高招"。其实高尿酸血症只是增加了痛风发生的可能性，比如一些人虽然有高尿酸血症，但一生都没有发生痛风。高尿酸血症的患者只有出现尿酸钠结晶沉积在关节，诱发局部炎症反应和组织破坏，出现关节红肿热痛，才能确诊为痛风。高尿酸血症到痛风是一个缓慢而渐进的过程。

? 小贴士

高尿酸属于"第四高"

■ 提起"三高"，许多人都不陌生，"三高"指的是高血压、高血脂、高血糖这三大困扰人们健康的疾病。但是，近年来有一个"第四高"正在快速发展，这个第四高就是高尿酸，也需要引起大家的重视。

认清痛风的真面目

许多人得了高尿酸血症，以为这就是痛风；有的人脚趾关节或整个脚突然剧烈疼痛和红肿，过几天又恢复正常，也以为这就是痛风；还有的人以为痛风就一定会得痛风石……其实这样的认识都是不正确的。下面我们来了解一下关于痛风、痛风性关节炎、痛风石等内容，帮助大家认清痛风的真面目。

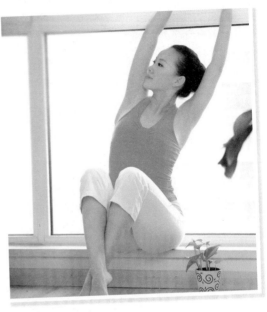

痛风患者可以练瑜伽，常练习瑜伽，对患者身体恢复会有很大帮助。

? 什么是痛风

痛风是一种因体内尿酸产生过多或尿酸排泄障碍而引起的血中尿酸升高，使尿酸钠结晶沉积在关节腔、软组织、软骨和肾脏中，引起组织出现炎性反应的一种代谢性疾病。血尿酸水平升高（高尿酸血症）是尿酸钠结晶体沉积和痛风发展的主要危险因素。

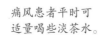

痛风患者平时可适量喝些淡茶水。

💡 小贴士

重视预防检查

■ 痛风患者每年应该验1~2次血，了解一下自己的尿酸水平高不高。是否需要降尿酸治疗，要根据血尿酸水平及慢性合并症的情况，在医生的指导下进行，把尿酸控制在相应水平。另外，痛风病史超过1年的患者，应到医院进行足部检查，看足部是否有痛风石，再做肾脏B超检查，了解肾脏有没有结石。

痛风石：由于尿酸钠结晶沉积在软组织，引起的慢性炎症和纤维组织增生，形成的结节样的肿块。

痛风石大小：痛风石一般从红豆到核桃大小不等。

❓ 痛风一定会得痛风石吗

痛风石是痛风发展到慢性期的一种特征性损坏，如不加以干预治疗，会导致关节骨质遭到损坏，进而可能引发关节肿痛、僵直、畸形甚至是骨折等严重后果。痛风石大小不一，痛风石越大，对身体的损害越严重，但并不是每个患者都会有痛风石出现。只要积极控制，痛风石不一定会出现。是否会有痛风石形成，要看疾病的发展和治疗恢复情况。如果不进行规范治疗，也不改变不良的生活方式，使体内的尿酸水平持续升高，就可能导致痛风石的形成。因此，防止痛风石的形成重在早期防治。

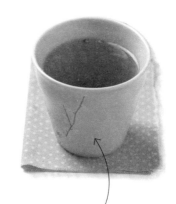

治疗痛风石期间，可以适量饮用蒲公英茶，有助于消肿散结。

❓ 痛风性关节炎与痛风是一回事吗

痛风是由于体内嘌呤代谢障碍，尿酸排泄障碍引发的病症，尿酸钠结晶沉积在关节周围可形成痛风石，引发红肿热痛；尿酸钠结晶沉积在关节内可形成痛风性关节炎，影响肢体功能。痛风性关节炎是由于尿酸钠结晶沉积在关节囊、滑囊、软骨、骨质和其他组织中而引起病损及炎性反应，其多有遗传因素，好发于40岁以上男性，多见于第1跖趾关节，也可发生于其他较大关节，尤其是踝部与足部关节。痛风性关节炎是能治愈的，不用过于担心。

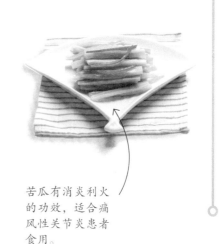

苦瓜有消炎利火的功效，适合痛风性关节炎患者食用。

痛风的四期

根据痛风发展的自然病程及临床表现，痛风大致可分为以下四期，即无症状期、急性痛风性关节炎期、慢性关节炎期与痛风石、肾脏病变期。

✿ 无症状期

仅有波动性或持续性高尿酸血症，从血尿酸增高至痛风症状出现的时间可长达数年至数十年，有些可终身不出现症状。随着年龄增长，痛风的发病风险增加，并与高尿酸血症的水平和持续时间有关。

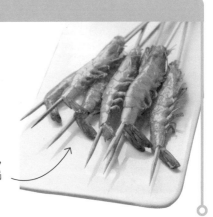

烤虾嘌呤含量较高，即使是无症状期，痛风患者也不宜食用。

✿ 急性痛风性关节炎期

急性痛风性关节炎期常有以下特点：①多在午夜或清晨突然发作，疼痛剧烈，受累关节数小时内出现红肿热痛和功能障碍，以第1跖趾关节最常见，其余关节依次为踝、膝、腕、指和肘。②用秋水仙碱治疗后，疼痛可得到缓解。③可伴有发热。④可伴发高尿酸血症，但部分患者急性发作时血尿酸水平正常。⑤饮酒、高蛋白和高嘌呤饮食，以及外伤、手术等均为常见的发病诱因。

✿ 小贴士

急性期用药

■ 在急性发作期，快速有效地控制急性炎症反应是治疗痛风发作的基础。医院主要用秋水仙碱、非甾体抗炎药等药物。患者服用这类药物后，关节疼痛、红肿、灼热的状况可得到缓解。

虽然临床上一般将痛风分为四期描述，但这并不表示每一个痛风患者都会依序经过这 4 个时期。

慢性关节炎期与痛风石

痛风石与慢性痛风关节炎的形成均为慢性过程。尿酸钠结晶沉积在软骨、滑液膜及软组织中，形成痛风石。血液中的尿酸浓度高，患病时间久，痛风石沉积多，有时会影响血管与肾脏，甚至造成严重肾功能衰竭，而肾病加重则会进一步影响尿酸排泄，如此恶性循环，痛风石在体内的沉积也进一步增加。

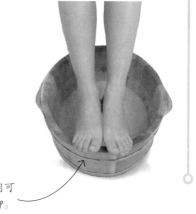

慢性关节炎期可以用温水泡脚。

肾脏病变期

肾脏病变期主要表现在三个方面。①痛风性肾病：早期仅有间歇性蛋白尿，随着病情的发展呈持续性，伴有肾浓缩功能受损时夜尿增多。晚期会出现肾功能不全，表现为水肿、高血压、血尿素氮和肌酐升高。少数患者表现为急性肾功能衰竭，出现少尿或无尿。②尿酸性肾石病：尿酸结石呈泥沙样，常无症状，结石较大者可发生肾绞痛、血尿。当结石引起梗阻时可导致肾积水、肾盂肾炎、肾积脓或肾周围炎，感染可加速结石的增长和对肾的损害。③急性肾功能衰竭：大量尿酸钠结晶堵塞肾小管、肾盂，甚至输尿管，患者突然出现少尿甚至无尿，可发展为急性肾功能衰竭。

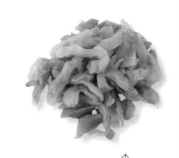

肾脏病变期要避免食用含盐量高的腌制食品，如榨菜。

哪些人容易得痛风

以前患痛风的人往往是中老年人，但近年来，随着人们饮食习惯和生活方式的改变，痛风已经呈现年轻化的趋势。任何年龄都可能发生痛风，尤以 40 岁以上的中年男性为高发人群。具体来说，以下人群容易得痛风。

 小贴士

年轻人也要预防痛风

■很多年轻人不注意饮食和日常生活习惯，经常熬夜，不节制地吃海鲜、喝啤酒和奶茶等饮品，因此也患上了痛风，所以年轻人也要重视预防痛风。

有痛风遗传背景的人群

高尿酸血症和痛风呈家族聚发倾向。这可能有两种原因：一是环境因素，因为同一家庭的人饮食和生活习惯很相近；二是遗传因素，痛风发病与遗传有关。痛风有家族性高发的可能，但这并不等同于长辈有痛风，后代就一定会得痛风。但在直系亲属中，若有两例痛风患者，那么这个家族中下一代患痛风的概率相对较高。

肥胖人群

导致肥胖的原因是摄入的营养物质热量大于消耗量。因摄食过多使尿酸的生成增多，而消耗少，导致过多的脂肪堆积于体内，当脂肪分解时，体内酸性产物增多，从而会抑制尿酸排泄，使血尿酸水平升高，出现痛风。

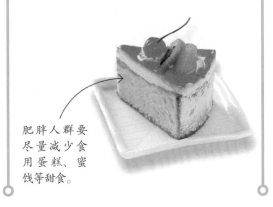

肥胖人群要尽量减少食用蛋糕、蜜饯等甜食。

过度劳累可使人体自主神经调节紊乱，从而引起尿酸排泄减少。因此，为了预防痛风，应该避免过度劳累。

经常饮酒的人群

饮酒是导致血尿酸升高的重要因素之一。在酒精代谢过程中产生的乳酸会抑制肾脏对尿酸的排泄，使尿酸水平升高；过度饮酒可能会抑制肾脏对尿酸的排泄；酒精能刺激体内嘌呤增加而引起尿酸生成量增多；酒精类饮品还含有较高的嘌呤，大量饮用也可导致嘌呤摄入过多。

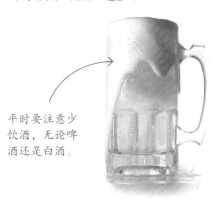

平时要注意少饮酒，无论啤酒还是白酒。

中年男性

男性患者血尿酸水平通常高于女性，而且在同样尿酸水平的患者中，男性患痛风的概率也高于女性。在痛风患者中，男性占大多数，通常在中年发病。这和中年男性应酬多，爱饮酒、吃肉等生活习惯有关。因此，良好的饮食习惯对预防痛风很重要。

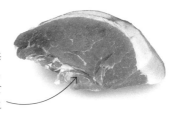

猪肉不仅嘌呤含量较高，且脂肪含量也高，要适当食用。

绝经后的女性

女性体内的雌激素可以促进尿酸排泄，所以女性在绝经期前很少患痛风。但在绝经期后，由于体内雌激素水平急剧下降，女性患痛风的概率就会增高。

"三高"人群

痛风是一种嘌呤代谢紊乱性疾病，易与糖尿病、高脂血症、高血压等代谢性疾病并存，这些疾病往往和痛风有着密切的联系。

远离诱发痛风的不良习惯

痛风给患者造成了巨大的痛苦，会导致患者身体的关节出现剧烈的疼痛感，令人难以忍受，严重影响生活质量。许多人觉得痛风总是无缘无故地发生。其实，痛风的发生与生活中的不良习惯有关，远离这些"诱因"，痛风就不会那么容易找上门来。常见的导致痛风发作的诱因有以下几点。

小贴士

饮水太少也会引发痛风

■ 有些患者每天的饮水量过少，这样容易使体内的血尿酸浓度过高，从而导致尿酸钠晶体析出，引起痛风发作。

长期高盐饮食

长期高盐饮食，能够引起和加重高血压，而痛风合并高血压的现象比较普遍。对痛风患者来说，如果合并高血压，要控制好血压，其中一个很重要的措施，就是限盐。如果在患有痛风的同时，还患有高血压，那限盐就更重要了。

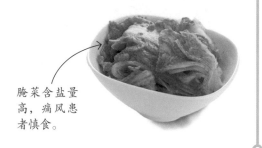

腌菜含盐量高，痛风患者慎食。

过食高脂食物

对痛风患者来说，体内已经存在嘌呤代谢异常，如果再加上糖代谢、脂质代谢紊乱，对疾病的治疗和康复都是十分不利的。高脂食物如奶油、肥肉、糕点等，如果摄入过多，会增加高脂血症、糖尿病等并发症的发病率。因此，痛风患者宜低脂饮食。

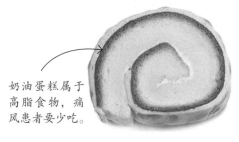

奶油蛋糕属于高脂食物，痛风患者要少吃。

对于急性痛风发作、药物控制不佳或慢性痛风性关节炎的患者，还应禁用各种含有酒精的饮料，否则会加重病情。

⊛ 喜欢甜饮料

含糖饮料、各种果汁富含果糖。果糖摄入过多，使得核苷酸的分解增多，促进嘌呤的合成，从而使尿酸生成过多，导致血尿酸值升高。

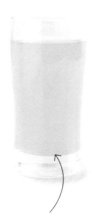

长期大量喝甜饮料的人患痛风的概率要比一般人高。

⊛ 酗酒

酒是引发痛风的危险因素。酒精摄入过多，会导致血尿酸增高。酒精摄入量越多，痛风的发病风险也就越高。

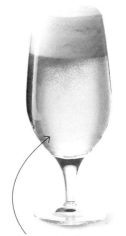

饮啤酒时吃海鲜，更容易诱发痛风。

⊛ 经常食用高嘌呤食物

一次性摄入大量的高嘌呤食物，可使血尿酸含量快速升高。高嘌呤摄入是导致尿酸升高的直接原因，食物中含多少嘌呤算高呢？一般按 100 克可食部分计算，嘌呤含量高于 150 毫克的，就是高嘌呤食物；嘌呤含量为 25~150 毫克的，属于中等嘌呤食物；嘌呤含量在 25 毫克以下的，属于低嘌呤食物。对痛风患者来说，吃一顿高嘌呤大餐，就相当于往血液中打了一针尿酸，很容易导致痛风急性发作。所以，不管是急性期还是间歇期，高嘌呤食物是千万不可以食用的，患者要做好和高嘌呤食物"绝交"的准备。

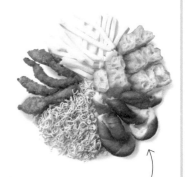

痛风患者最好不要吃油炸食品，因为油炸食品可能会加重痛风患者的代谢异常。

痛风与哪些疾病有关

痛风如果长期得不到有效治疗，或者患者自己疏于控制，会导致病情进一步发展。除了疾病本身会逐渐加重之外，随着病情的进展，痛风还会引起其他问题，比如肾脏的损害和尿路结石的发生等。因此，痛风患者要控制好病情，尽量避免这些并发症的发生。

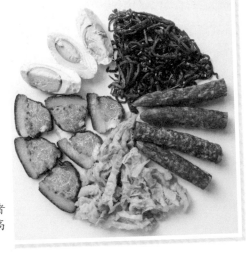

高尿酸血症肾病患者要避免食用高油、高盐的食物。

高尿酸血症肾病

当血尿酸超过其在血液或组织液中的饱和度，应警惕尿酸钠结晶在肾脏中沉积，引发急性肾病、慢性间质性肾炎或肾结石，称之为"高尿酸血症肾病"。病情进展缓慢，多在不知不觉中发病。患者早期可能无明显症状，但可出现间歇性蛋白尿。随着病情的发展，患者可出现高血压、氮质血症等症状，如果不及时治疗，可能发展为尿毒症，严重危害健康。

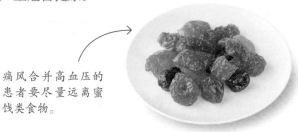

痛风合并高血压的患者要尽量远离蜜饯类食物。

小贴士

做好检查和预防

■ 高尿酸血症肾病患者应该定期做尿微量白蛋白的测定和尿常规、血尿酸、肾功能的检查，以便及时掌握病情变化。同时要尽量避免泌尿生殖道各种器械检查及导尿，以免诱发感染。

痛风合并高脂血症患者日常生活中需要避免过量饮酒、劳累、熬夜、暴饮暴食、药物滥用、吸烟等行为，健康的生活方式才能有效防治痛风合并高脂血症。

⚛ 高脂血症

很多痛风患者有暴饮暴食的习惯，导致身体过于肥胖。因此，出现合并高脂血症的人有很多，并且这也与动脉硬化的发生有着密切的联系。

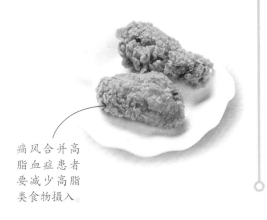

痛风合并高脂血症患者要减少高脂类食物摄入。

⚛ 糖尿病

糖尿病是一种以高血糖为特征的代谢性疾病，而痛风是一种由嘌呤代谢紊乱或尿酸排泄障碍导致的代谢性疾病。这两种疾病都是常见的代谢性疾病，所以经常一起出现，很多痛风患者都有合并糖尿病的问题。

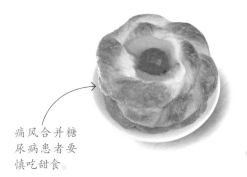

痛风合并糖尿病患者要慎吃甜食。

⚛ 高血压

痛风合并高血压的患者并不少见。除了因为肾功能障碍引起的肾性高血压外，痛风患者合并肥胖也是导致高血压的原因之一。再加之高血压治疗药物有时使用降压利尿剂，会抑制尿酸排泄，升高血尿酸值，所以痛风合并高血压非常常见。

⚛ 冠心病

痛风如果不好好治疗，持续的高尿酸血症会使过多的尿酸钠结晶沉淀在冠状动脉中，使血小板的凝集增加，从而加速动脉粥样硬化的进展，最终导致输送氧气和营养给心肌的冠状动脉粥样硬化，阻碍血液循环，进而导致胸痛和心肌缺血，出现冠心病。

患了痛风怎么办

痛风患者只要了解了疾病发作的规律，然后配合科学健康的饮食和适量的运动，加上中药、西药治疗，再配合经络穴位按摩，就可以使尿酸值得到有效的控制，使痛风发作间隔时间变长、次数变少，降低疾病对身体的损害。

饮食疗法

长期进食高热量、高脂肪、高蛋白质和高嘌呤的食物会增加肥胖症、糖尿病、高血压、高脂血症等疾病的发生概率，这些都是代谢综合征的重要组成部分，也就是人们常说的"现代流行病"。研究表明，痛风和高尿酸血症与这些"现代流行病"有着密切的关系。痛风、高血压、高脂血症、糖尿病以及肥胖症等疾病与人们的生活方式密切相关。暴饮暴食，尤其是大量食用嘌呤含量高的食物是引起痛风急性发作的常见诱因。因此，痛风患者要合理饮食，在科学搭配的基础上吃得丰富、吃得健康，才能在一定程度上降低血尿酸水平，降低痛风急性发作的可能。

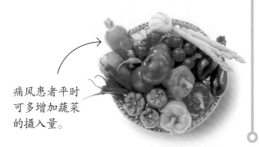

痛风患者平时可多增加蔬菜的摄入量。

中药、西药疗法

中药调治痛风主要有药食同源茶饮、膏剂外敷、中药熏洗等方法。药食同源类中药通过日常摄入使人体恢复或保持健康状态，尤其在调养慢性代谢性疾病方面效果更佳。中医认为，痛风是风、湿、热毒阻于经络关节，气血运行不畅所致。痛风急性发作时，若能配合一些中药制成的膏剂外敷，可起到清热解毒、消肿止痛的作用。中药熏洗法是指选配适宜的中药组成熏蒸方剂，借助热力将药性渗入皮肤以治疗疾病的传统外治方法。中药熏洗可改善机体局部微循环，在促进新陈代谢的同时减少炎症产物的堆积，对痛风性关节炎有很好的缓解作用。治疗痛风的西药主要有消炎止痛药和降尿酸药两大类。患者应在医生指导下，根据实际情况和病情发展的状况，选择合适的药物。

痛风的治疗方法有很多种，患者需要遵医嘱来选择适合自己的治疗方法。

经络穴位疗法

经络是人体气血运行的通道，包括经脉和络脉。经脉是经络系统中的骨干，贯穿着人体的上下，联系着人体的内外，是运行气血的主干道。络脉则是经脉的细小分支，纵横交错，达于全身，把人体各部分联结成一个统一的整体，以保持人体生命活动的协调和平衡。腧穴是经络气血输注出入的部位，与体内的器官有着密切的联系，是疾病重要的反应点和治疗点。通过刺激经络穴位可以调治很多疾病，其中就包括痛风。痛风发作的主要表现就是关节痛、肌肉痛，而通过刺激经络穴位，能够直达患处，很好地缓解痛风的症状，很适合痛风患者在缓解期作为辅助疗法使用。

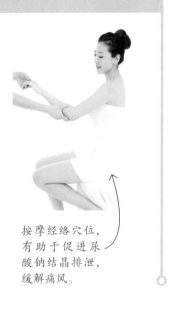

按摩经络穴位，有助于促进尿酸钠结晶排泄，缓解痛风。

运动疗法

运动可以有效地预防和缓解痛风症状。适当而合理的运动在增强体质的同时，还能够有效地缓解关节疼痛。不过痛风患者需要根据自己的具体情况来进行运动，比如处于痛风急性期的患者不适合运动，而处于痛风缓解期的患者则可以通过运动来缓解病情。适合痛风患者的运动形式主要有散步、打太极拳、骑自行车、游泳、做瑜伽等。痛风患者在运动的时候，需要遵循循序渐进的原则，持之以恒地坚持运动锻炼，但是一次运动量不要过大，时间也不宜过长。此外，痛风患者要避免剧烈的体育运动，如跳跃、打球、爬山等，以免使身体大量出汗，血容量、肾血液量和尿素排泄量减少，从而出现高尿酸血症。

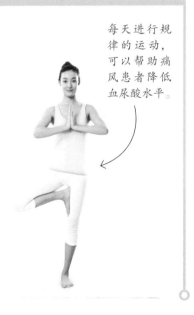

每天进行规律的运动，可以帮助痛风患者降低血尿酸水平。

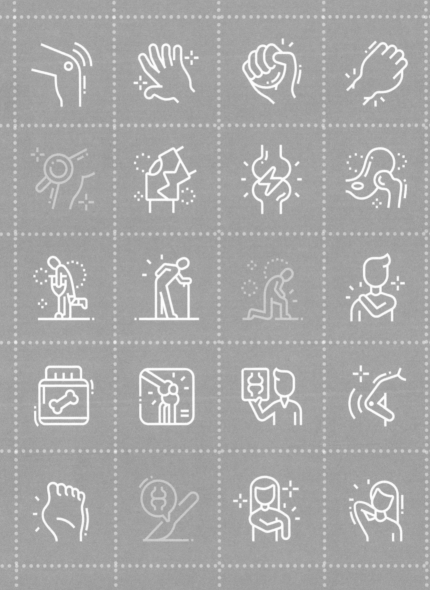

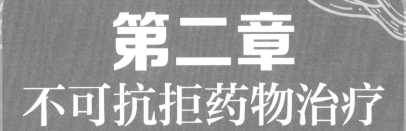

第二章
不可抗拒药物治疗

　　近年来，高尿酸血症和痛风的患病率上升较快，严重影响人们的生活质量，临床上对痛风的治疗也日益重视。治疗主要包括降尿酸和缓解痛风急性发作，其中药物治疗至关重要。常用的药物包括西药和中药，西药多用于降尿酸和消炎镇痛，中药的有益成分则有助于缓解痛风患者的不适。

使用
降尿酸类药物

目前，现代医学仍然不能实现痛风的根治，但可以通过降尿酸治疗，将体内血尿酸水平控制在合理范围，帮助患者减少痛风发作的次数，减缓病情的进展。常用的降尿酸药物主要包括别嘌醇、苯溴马隆、非布司他以及普瑞凯西等，建议在医生指导下应用。

 小贴士

降尿酸的关键

■ 血尿酸水平下降，并控制在一定范围内，痛风发作的频率也会随之降低。血尿酸水平若能长期控制良好，不仅可使尿酸钠结晶溶解、晶体数量减少，同时还可避免新的结晶形成。

别嘌醇

别嘌醇是黄嘌呤氧化酶抑制剂，是第一个用于高尿酸血症和痛风患者降尿酸的药物，能抑制尿酸生成，具有良好的降尿酸效果，尤其适用于尿酸生成增多型的患者。别嘌醇疗效显著，并且价格低廉，很多高尿酸血症和痛风患者应用此类药物。但是这类药物容易引起过敏反应，使用此药前可检测基因 HLA-B5801，如该基因阳性，说明对别嘌醇过敏，就不建议使用这种药物。

苯溴马隆

苯溴马隆是促进尿酸排泄的药物，它的作用机制是通过抑制肾小管尿酸重吸收，以促进尿酸排泄，适用于肾尿酸排泄减少的高尿酸血症和痛风患者。服用苯溴马隆应注意大量饮水及碱化尿液。在使用过程中要密切监测肝功能，合并慢性肝病的患者应谨慎使用苯溴马隆。对于尿酸合成增多或有肾结石高危风险的患者不推荐使用此类药。另外，痛风急性发作期也不宜服用此类药物。

临床常用的降尿酸类药物，主要有抑制尿酸生成和促进尿酸排泄两大类，在单一药物疗效不好时，常联合治疗，具体应用要遵医嘱。

非布司他

非布司他为特异性黄嘌呤氧化酶抑制剂，是抑制尿酸生成的药物，有良好的降尿酸效果。非布司他通过肝脏和肾脏排泄，对肾脏带来的影响较轻微，轻中度肾功能不全、对别嘌醇过敏的人都可选用此类药。但是非布司他也存在一些副作用，会引起肝功能损害和皮疹，但症状比较轻微。此类药有强大的降尿酸作用，用药早期往往因为血尿酸水平下降速度过快，从而引起痛风发作。为避免因血尿酸波动过大而诱发痛风，建议先从小剂量开始用药，然后慢慢增加用药量。另外，合并心脑血管病的老年人应谨慎使用，并密切关注心脑血管事件。

重组尿酸酶制剂——普瑞凯西

普瑞凯西是近年来的新药，是一种更为新颖的治疗药物，它是聚乙二醇化重组尿酸酶，可以将尿酸代谢为尿囊素，尿囊素比尿酸更易溶解，不容易沉积在体内，被认为是三线降尿酸选择。普瑞凯西可使血尿酸水平迅速、显著降低，在开始使用该类药物时，血尿酸浓度下降过快，有可能短期内与痛风发作增加有关，但长期应用后，痛风石可能会逐渐溶解，关节疼痛和痛风症状会逐渐改善。但是作为一种外源性的蛋白质，此药物存在易被体内酶水解、稳定性低、血浆半衰期短等缺点，更严重的是，它还存在抗原性较强、易发生过敏反应等问题，因此临床使用中会受到一定的限制。这类药适用于严重痛风患者，治疗需要输液，此类药物的使用应在医生指导下进行。

这些药可缓解痛风急性发作

痛风急性发作时疼痛难忍，严重影响患者的生活质量。此时可以应用一些药物来缓解痛风急性发作，如秋水仙碱、糖皮质激素、非甾体抗炎药以及新型痛风抗炎镇痛药 IL-1 拮抗剂等。这些药要在医生指导下应用。

小贴士

痛风间歇期需要用药吗

■ 在痛风间歇期，痛风虽然没有发作，但血尿酸水平如果一直居高不下，也需要及时服用抑制尿酸生成或促进尿酸排泄的药物。间歇期的治疗并不是痛风发作结束后马上开始，而是需要等待一段时间，否则可能会引发新一次的痛风发作。

秋水仙碱

秋水仙碱是治疗急性痛风性关节炎发作的有效药物，主要起消炎止痛的作用。痛风急性发作时，推荐秋水仙碱的使用剂量为：首剂 1 毫克，1 小时后追加0.5毫克,12小时后改为0.5毫克／次，一日 2~3 次。肾功能不全的患者，建议根据肾小球滤过率来调整秋水仙碱的用量。秋水仙碱的副作用有腹痛、腹泻、食欲不振、恶心等，严重时可能会引发肝肾衰竭。建议应在医生指导下应用。

非甾体抗炎药

非甾体抗炎药，通俗来说，就是对抗炎症反应的非激素类药物。非甾体抗炎药也是痛风急性期的一线用药，是治疗痛风急性发作的常规"武器"，建议早期足量服用，首选起效快、胃肠道不良反应少的药物。建议用小剂量非甾体抗炎药治疗痛风急性发作。

要注意，不能将糖皮质激素类药物作为控制痛风发作的常规用药，只能将其作为辅助性药物使用。

糖皮质激素

糖皮质激素是一种免疫抑制剂，属于甾体类化合物，专家将其推荐为二线镇痛药物，有快速且强大的抗炎作用，对痛风急性发作有明显的疗效，通常用于不能耐受秋水仙碱、非甾体抗炎药的患者，也可用于肾功能不全者、老年患者、肝肾功能不全和心力衰竭的患者。糖皮质激素只能作为短期辅助药物，虽然其疗效显著迅速，但停药易复发，再加上长期用激素易致糖尿病、高血压等并发症，所以不可经常服用。

新型痛风抗炎镇痛药 IL-1 拮抗剂

近年来，新型痛风抗炎镇痛药物 IL-1 拮抗剂逐渐用于痛风的治疗和预防。国际上已批准用于风湿性疾病的 IL-1 拮抗剂主要有阿纳白滞素、卡那单抗和利纳希普。阿纳白滞素和卡那单抗一般用于严重的急性痛风性关节炎的治疗，但是这些药物在中国目前均未上市。

荷叶

荷叶含有的黄酮类物质有助于清
除体内自由基，从而有利于减
少体内游离的嘌呤含量。

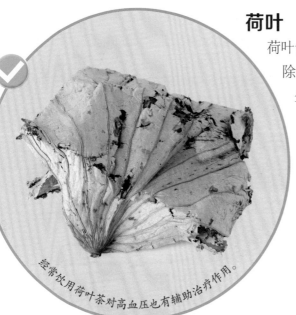

经常饮用荷叶茶对高血压也有辅助治疗作用。

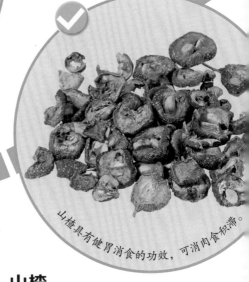

山楂具有健胃消食的功效，可消肉食积滞。

药食同源的中药

　　临床上，痛风常用许多中药来辅助
治疗，比较常见的是使用利尿、排泄体
内尿酸的中药，比如白术、陈皮等。这
些药物可以使体内蓄积的过多尿酸排泄
出体外。

山楂

山楂含有的黄酮类物质具有抗氧
化的作用，有利于减少尿酸钠的
生成。另外，山楂所含的三萜类
化合物有助于降血压、降血脂，
对防治痛风并发症有一定帮助。

小贴士

胃肠功能弱的痛风患者应少吃
山楂，更不宜空腹直接吃山楂。

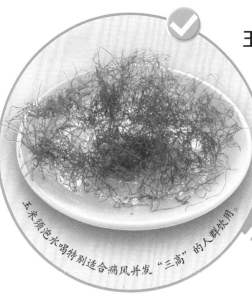

玉米须泡水喝特别适合痛风并发"三高"的人群饮用。

玉米须

玉米须有利尿消肿、利湿退黄的功效，含有的黄酮类物质，具有抗氧化作用，有助于减少尿酸钠的生成，也有助于降血压、降血糖、利尿。

陈皮

陈皮有理气健脾、燥湿化痰的功效，含有挥发油、B族维生素等成分，有促进消化、排除肠管内积气、增加食欲等作用，也有利于尿酸钠溶解和排泄。

陈皮偏温燥，阴虚体质者不宜多食。

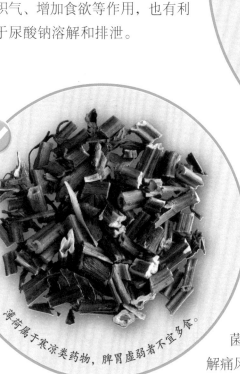

薄荷属于寒凉类药物，脾胃虚弱者不宜多食。

薄荷

薄荷有疏风散热、清利头目、疏肝行气的功效。其含有的薄荷醇等成分有消炎抗菌、止痒镇痛等作用，有助于缓解痛风患者的关节肿痛。

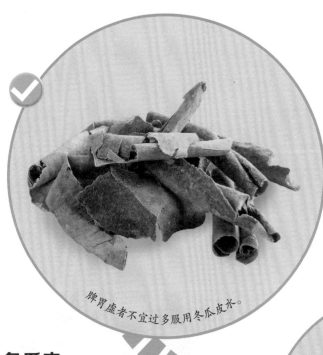

脾胃虚者不宜过多服用冬瓜皮水。

冬瓜皮

冬瓜皮可利尿消肿、
清热解暑，其含有多酚、
膳食纤维等成分，有利尿的功效。夏
末秋初是食用冬瓜的好时节，可挑选
表面有白霜的冬瓜，削皮，晒干备用。

杜仲可补益肝肾、强壮筋骨。

杜仲

杜仲所含的木脂素、黄酮类物质
具有抗氧化作用，能保护细胞，
从而减少尿酸钠的生成，还能保
护心脑血管。另外，杜仲所含的
维生素 E 和微量元素有助于降低
血清胆固醇，调节痛风患者的血
脂水平。

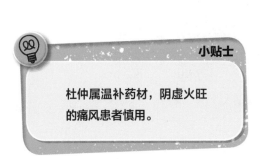

小贴士

杜仲属温补药材，阴虚火旺
的痛风患者慎用。

牛蒡子

牛蒡子可疏风散热、祛痰止咳、清热解毒，且含有多种维生素，有助于降低人体内胆固醇和血糖水平，可用于防治痛风并发高脂血症和糖尿病。

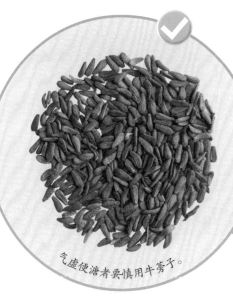

气虚便溏者要慎用牛蒡子。

薏米

薏米有健脾渗湿、除痹止泻、利水消肿、清热排脓的功效。薏米含有三萜类化合物、多糖、固醇等功能性成分，可利尿，有助于尿酸钠的排泄。

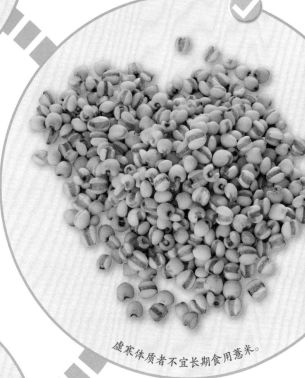

虚寒体质者不宜长期食用薏米。

百合

百合富含钾，有利于尿酸钠的排泄；含有硒、铜等矿物质，有助于抗氧化，保护细胞，减少体内的游离嘌呤量。另外，百合还含有秋水仙碱，有助于缓解痛风性关节炎带来的不适。

百合具有润肺养阴、清心安神的功效。

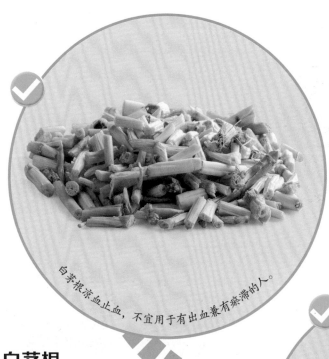

白茅根凉血止血，不宜用于有出血兼有瘀滞的人。

白茅根

白茅根可清热生津、
凉血止血，有利尿功效，
有利于尿酸钠的溶解和排泄，从而缓
解痛风症状。白茅根含多糖、三萜类
化合物、有机酸等成分，还能缓解热
病烦渴、肺热咳嗽等症状。

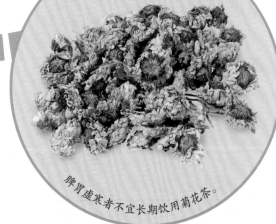

脾胃虚寒者不宜长期饮用菊花茶。

菊花

菊花含有的黄酮类物质抗氧化能
力很强，有助于减少人体中游离
的嘌呤含量，从而减少尿酸的生
成。此外，菊花含有三萜类化合
物等成分，有助于降血压、降低
胆固醇。

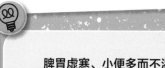

小贴士

脾胃虚寒、小便多而不渴的
痛风患者禁服白茅根。

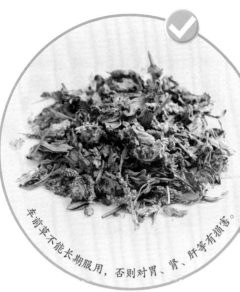

车前草不能长期服用，否则对胃、肾、肝等有损害。

车前草

车前草可清热利湿、止泻明目、祛痰止咳，其主要成分有熊果酸及多种维生素，有利尿功效，有助于降低人体内的血尿酸值。

威灵仙

威灵仙可祛风湿、通经络，可用于辅助治疗泌尿系统结石、类风湿性关节炎，有助于缓解痛风性关节炎带来的不适。威灵仙含有的固醇等成分，还有利于降血压、降血糖。

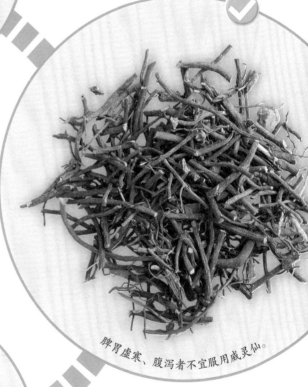

脾胃虚寒、腹泻者不宜服用威灵仙。

泽泻不建议长期服用，否则可能会损伤肝肾。

泽泻

泽泻有渗湿热、行痰饮、止呕吐、止泻痢的功效。其含有的挥发油、生物碱、胆碱等成分能提高尿酸的排泄量，降低胆固醇水平。

白术

白术健脾益气，燥湿利水，所含的多糖、氨基酸等成分，有明显且持久的利尿功效，还有助于降低血糖水平。

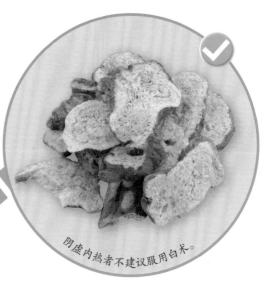

阴虚内热者不建议服用白术。

由于熟地黄滋腻滞脾，有碍消化，所以脾虚少食者不宜服用。

熟地黄

熟地黄含有谷固醇、甘露醇等成分，有一定的降血压、调节血脂的作用。"补肾莫忘熟地黄"，熟地黄可滋阴补血、益精填髓，对有气血亏虚、肢体倦怠症状的痛风患者有滋补功效。

金银花

金银花含有的黄酮类化合物、挥发油等成分，有助于减少体内自由基，减少尿酸钠的生成，并有很好的抗菌、解暑、降血压的功效，可用于瘀热内阻型痛风的辅助治疗。

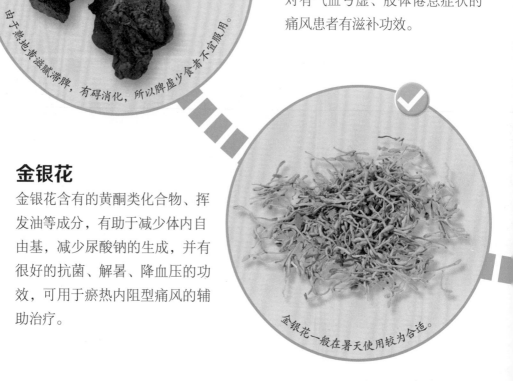

金银花一般在暑天使用较为合适。

五加皮

五加皮有祛风湿、强筋骨、利尿、通经活络的功效。五加皮中主要含有棕榈酸、鞣质等成分，具有抗疲劳、增强机体抗病能力等作用，有助于痛风患者增强体质。

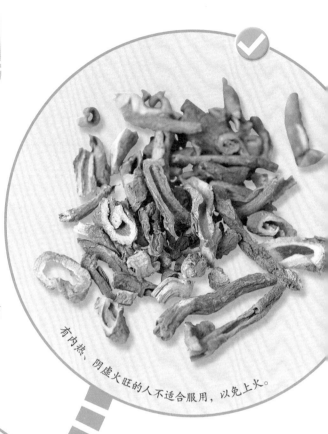

有内热、阴虚火旺的人不适合服用，以免上火。

服人参后不能喝茶，否则可能会影响人参的补益作用。

人参

人参大补元气，含有人参皂苷、挥发油等成分，有助于抗衰老，可提高中枢神经的兴奋性，保肝护肝，还有降血糖、强心、利尿的功效，可增强机体抗病能力。痛风患者可服用人参来补虚劳，增强体质。

艾叶

将1两艾叶分成5等份，每次取1份艾叶用纱布包好，放入装满水的锅里烧开，先熏脚，然后再泡脚。水温40~50℃的时候把双脚全部放入水中浸泡。

艾叶泡脚的时间不宜过长，应控制在20分钟左右。

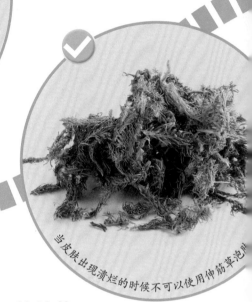

当皮肤出现溃烂的时候不可以使用伸筋草泡脚

外用的中药

用一些外用的中药浸泡疼痛部位，对缓解痛风引起的疼痛有很好的效果。需要注意的是，中药泡脚在痛风急性发作期禁用，缓解期泡脚宜辨证选用中药。水温不宜过热，以能耐受为度。

伸筋草

取伸筋草、透骨草、鸡血藤各30克，水煮去渣后，倒入足浴盆内泡脚。每剂可反复使用2~3次，有助于缓解痛风患者的关节疼痛。

小贴士

中药泡脚时，水量以没过双脚的踝部为宜，水温以40~50℃为宜，浸泡时间以20~30分钟为好。

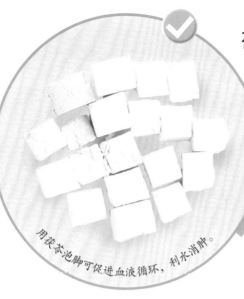

用茯苓泡脚可促进血液循环，利水消肿。

茯苓

取茯苓、冬瓜皮各 100 克，将以上两种药材水煮去渣，然后混入足浴盆内，浸泡双足 20~30 分钟至微微出汗即可。

桂枝

将 50~70 克桂枝放入桶中，加沸水冲泡。待水温降至 40~50℃时，将手、足、关节等疼痛部位浸于水中，水温降低时可续加热水。

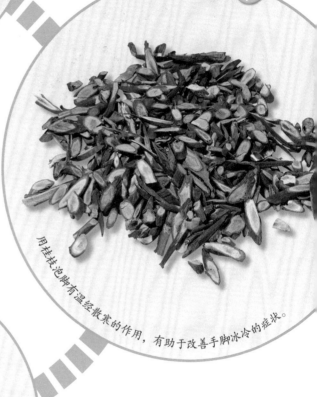

用桂枝泡脚有温经散寒的作用，有助于改善手脚冰冷的症状。

防风煮水泡脚可祛风解表。

防风

热水中加 50 克食盐和 50~70 克防风。泡脚时，先熏脚，待水温下降至 40~50℃时再将双脚浸泡在水中，并互相搓擦。水凉时可续加热水，泡至全身微微出汗为宜。

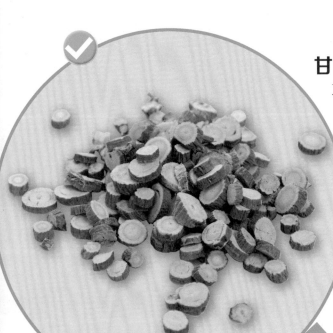

甘草

取葛根、甘草各30克。添加热水混匀后，先把脚放在热气上熏，待水温下降至40~50℃，再将双脚完全浸泡在水中互相搓擦。水凉时可续加热水，可泡至全身微微出汗。

甘草泡脚可以促进脚部的血液循环。

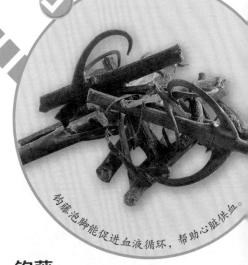

钩藤泡脚能促进血液循环，帮助心脏供血。

小贴士

煮一次药液可每天浸泡2~3次，每次20~30分钟，连续5~7天。煎煮过的中药可多次利用。

钩藤

取钩藤、寻骨风、透骨草、鸡血藤各30克，乳香、没药、血竭各10克，王不留行15克，煎水泡脚30分钟，水温以暖和舒适为宜。

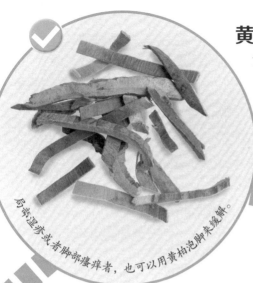

局部湿疹或者脚部瘙痒者，也可以用黄柏泡脚来缓解。

黄柏

黄柏可清热燥湿、清火解毒，是泡脚的常用中药材。取黄柏20克，桂枝、附片、伸筋草、苦参各15克，煎汤后去渣，药汁混入热水中泡脚。

生姜

取生姜1块，用刀拍扁，和适量红花、大黄、黄芩一起用纱布包好，放在水里烧开，加1勺盐。先熏脚再泡脚，对缓解痛风引起的疼痛有帮助。

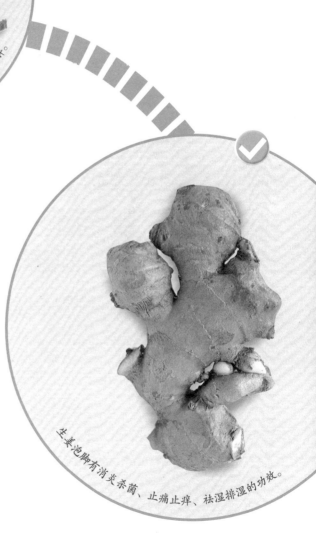

生姜泡脚有消炎杀菌、止痛止痒、祛湿排湿的功效。

附子

取附子、乌头、当归、羌活、细辛、桂心、防风、白术、川椒、吴茱萸各适量。将上述药物切碎，用醋浸泡一夜，次日放进猪油内，用文火煎熬，使药色变黄成膏。成膏以后，将膏贴于患处即可。

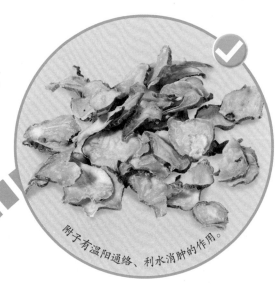

附子有温阳通络、利水消肿的作用。

野葛

取野葛、莽草各 50 克，川乌头150 克。以上药物细切，将药拌匀，经 3 天，用猪油 250 克与前面的药物放入锅中，以小火煎之，以乌头色焦黄为度，用棉布滤去渣，收于瓷器中，摊贴于患处。

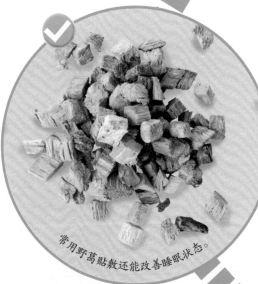

常用野葛贴敷还能改善睡眠状态。

白芷

取白芷、防风、大葱、川乌各 60克，一起研碎，用黄酒调和均匀，冷敷痛患处。2~3 天后用红椒、艾叶煎汤熏洗后再敷药。本膏剂的主要功效是祛风、通痹、止痛。

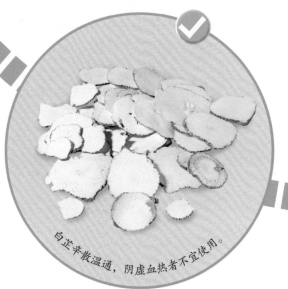

白芷辛散温通，阴虚血热者不宜使用。

小贴士

当归有活血通络的功效，孕妇以及大便溏泄者不宜使用。痛风急性发作期也不宜使用。

当归

取当归、葛根、黄芩、酸枣仁各15克，黄芪20克，红花、苏木、泽兰、生地黄、川椒各10克，细辛6克，然后加适量水煎煮，去渣后混入热水中泡脚。

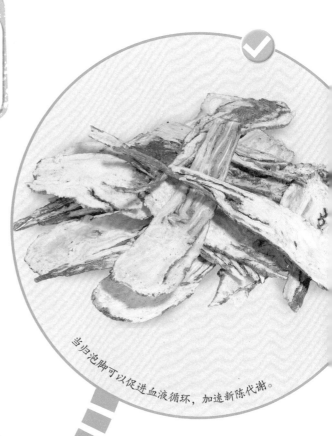

当归泡脚可以促进血液循环，加速新陈代谢。

野西瓜

野西瓜泡酒的比例一般按照250克野西瓜:1.5斤50% vol 的白酒，炮制7~15天，等到药酒的颜色变成黑褐色即可使用。可以用棉签或者纱布蘸取适量的药酒，涂抹于患处，擦拭到发热，一天擦拭2次即可。

野西瓜有一定的毒性，涂抹药酒时若有过敏症状，需要暂停使用。

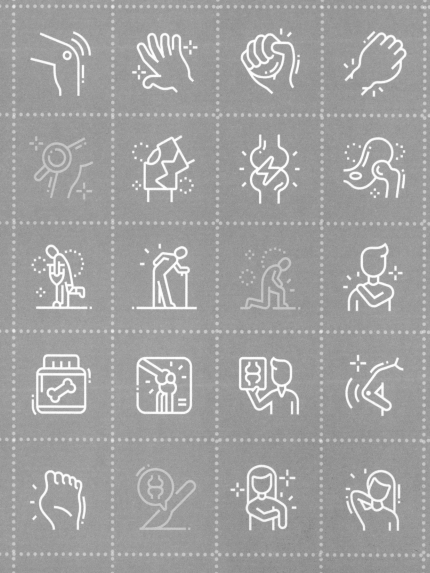

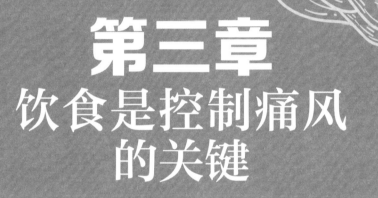

第三章
饮食是控制痛风的关键

　　本章先列举了痛风患者的饮食原则和需要注意的事项，再从谷薯杂豆、蔬菜、水果、肉蛋奶类、水产类等几个方面分别介绍了痛风患者宜吃、慎吃和忌吃的食物，帮助痛风患者从选择食物入手，养成健康的饮食习惯。

痛风患者的 饮食原则

痛风是由体内的血尿酸升高，尿酸排泄减少，尿酸钠结晶沉积在关节及软组织引起的，而尿酸是由食物中的嘌呤代谢和体内自身代谢产生的，所以合理饮食是防治痛风的一个重要内容。为了早日康复、预防复发、提高生活质量，痛风患者应坚持科学的饮食原则。

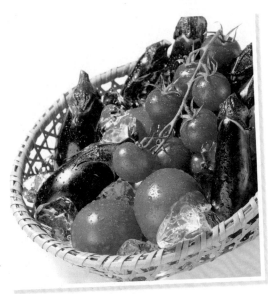

痛风患者宜多吃番茄、茄子等蔬菜。

多食碱性食物

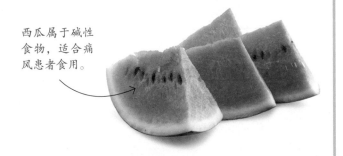

西瓜属于碱性食物，适合痛风患者食用。

一般来说，动物性食物、海鲜及酒类的代谢产物为酸性，蔬菜、水果类食物的代谢产物为碱性。因此，痛风患者平时宜多吃蔬菜、水果类食物。常见的碱性食物有白菜、胡萝卜、生菜、菠菜、海带、西瓜、葡萄、苹果、梨等。

小贴士

区分食物的酸碱性

■ 营养学上划分食物酸碱性的标准，不是根据食物的口味，而是根据食物在人体内分解后最终代谢产物的酸碱性来划分的。凡是在体内分解的最终代谢产物为酸性的，就称为"酸性食物"，反之则称为"碱性食物"。

牛奶、酸奶等奶制品富含优质蛋白，嘌呤含量不高，食用后不会引起体内嘌呤含量大幅升高，也是痛风或高尿酸血症者补充蛋白质的良好选择之一。

适量摄取蛋白质

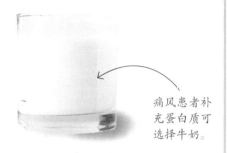

痛风患者补充蛋白质可选择牛奶。

如果缺少人体自身不能合成的几种必需氨基酸，体内分解的嘌呤则无法被利用，这会使血尿酸含量增加，所以适量摄取蛋白质是必要的。蛋白质摄入量以每天每千克体重 0.8~1 克为宜。

多食低嘌呤食物

嘌呤是人体细胞必需的一种物质，其代谢发生紊乱会导致血液内尿酸过高，从而引发痛风。对于痛风患者而言，每天摄取的嘌呤量不宜超过 150 毫克。

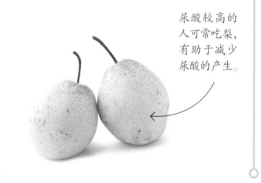

尿酸较高的人可常吃梨，有助于减少尿酸的产生。

忌过量摄入高糖食物

食物中的果糖和蔗糖都可以增加尿酸的生成，同时减少尿酸的排出。所以血尿酸高的人和痛风患者一定要尽量减少此类食物的摄入，特别是含果糖高的各种甜食及饮料。另外，含淀粉类碳水化合物高的食物，如白米、白面、淀粉、粉丝、粉条等，在体内容易转变成糖，摄入量过多容易增加尿酸的生成，从而增加痛风发生的风险，应该少吃。

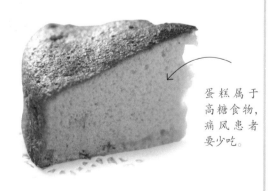

蛋糕属于高糖食物，痛风患者要少吃。

降低嘌呤的烹调方法

既渴望肉类和水产品类食物的美味，又害怕其中的嘌呤引起痛风的发作，那痛风患者就不能吃肉和水产类食物了吗？如果偶尔想吃点水产类或肉类，那就想办法把食物中所含的嘌呤去掉一些。嘌呤为水溶性物质，在高温下更易溶于水。所以，在处理水产、肉类食物时，宜先用沸水汆过后再烹饪，这样可以减少此类食物中嘌呤的含量，同时也可以减少热量。下面列举几种能降低嘌呤的烹饪方法。

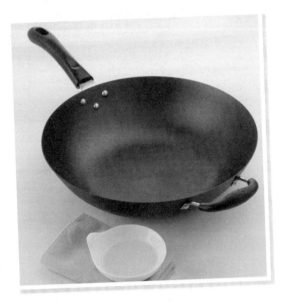

选择合理的烹饪方式，有助于降低食物中的嘌呤含量。

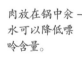 汆水

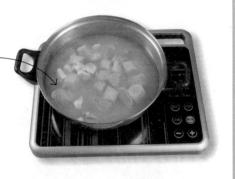

肉放在锅中汆水可以降低嘌呤含量。

痛风患者想吃肉类时，可以用汆水的方式烹饪。痛风患者不能喝肉汤，是因为嘌呤易溶于水，煮过肉的汤里面嘌呤含量高。可以先把肉放在水里煮一煮，将水倒掉，用汆过水的肉做菜，就可以适当降低嘌呤含量。

💡 小贴士

合理添加调味品

■ 对于有痛风并发症的患者，调味品的添加需要注意。比如痛风合并高血压的患者要限制盐的摄入，烹调时可通过加葱、姜、香油等调料来增加食物的美味。另外，鸡精、味精最终在体内都会分解出钠元素，因此在添加时应格外注意，不可过量使用。

　　烹饪时，要选择合适的烹饪厨具，比如微波炉、不粘锅、烤箱等。选择这类厨具能减少用油量，从而避免热量摄入过多。

🍳 水炒

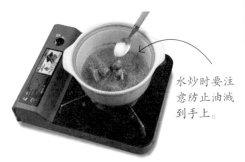

水炒时要注意防止油溅到手上。

　　为了避免痛风患者摄入过多油，可采取水炒的方式，就是在热锅中放正常油量3倍的水，水开后放少许油来翻炒。水炒食物时，时间宜控制在3~4分钟。这种烹饪方式适用于低嘌呤食材。

🍳 蒸

　　蒸食物时，宜将时间控制在10分钟左右。蒸的烹饪方式，适用于低嘌呤、中等嘌呤的食材。中等嘌呤食材选择蒸的烹饪方式时，要少油、少盐，从而达到降低嘌呤含量的目的。

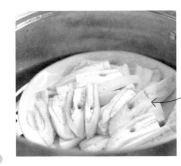

蒸是一种比较健康的烹饪方式。

🍳 煮

　　为了追求美味，对一些中等嘌呤、高嘌呤含量的肉类，可先煮一下食材，然后再煎，但要注意时间。不建议纯油煎的烹饪方法，这样会增加食物热量。另外，选择煮的烹饪方式也要控制好时间。

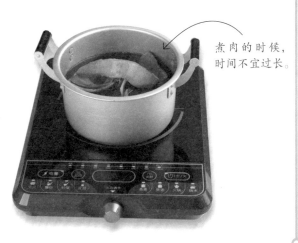

煮肉的时候，时间不宜过长。

控制每天摄入
食物的总热量

　　痛风通常不是单独发生的，往往是肥胖的"跟屁虫"。导致肥胖的一个重要诱因就是"吃得太多"，而肥胖又是导致痛风的重要原因。所以，痛风患者有必要学会计算自己每天摄入的食物热量，保持热量的摄入与消耗之间的平衡，控制好体重，这是战胜痛风的基石。因此，要根据自身的体重和每天的活动量，计算出每天需要的合理热量，把热量控制在合理范围内。

📋 第一步：测算体重

科学计算： 体重指数（BMI）= 体重（千克）/[身高（米）]^2

简便计算： 理想体重（千克）= 身高（厘米）–105

精细计算： 理想体重（千克）=[身高（厘米）–100]×0.9

　　根据世界卫生组织的分类：体重指数小于 18.5 为营养不良；体重指数在 18.5~24.9 为正常体重；体重指数在 25~29.9 为超重；体重指数大于等于 30 为肥胖；体重指数超过 40 则为极端肥胖。

💡 小贴士

不宜过快减肥

■ 为使痛风治疗有效，饮食控制不可缺少。但痛风患者不宜过快减重，如果迅速降低体重，会使尿酸值上升，反而会引起痛风发作。一般来讲，一个月减重2~3千克是较为安全而科学的。

肥胖的人通常尿酸值较高，减轻体重后尿酸值会随之下降，所以偏胖的痛风患者要积极控制饮食，降低体重。

第二步：计算活动强度

不同活动消耗的热量不同，所以日常活动是计算热量摄入的一个重要依据。一般来说，办公室工作、下棋、打牌、看电视、买菜等活动属轻体力活动；周末大扫除、游泳、跳舞等活动属于中等体力活动；从事搬运、装卸工作，进行30分钟以上较激烈的球类运动等属于重体力活动。

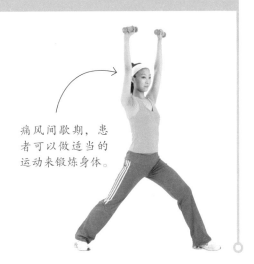

痛风间歇期，患者可以做适当的运动来锻炼身体。

第三步：算出1天总热量

1天需要的总热量 =1天每千克体重所需热量① × 理想体重

举例：一位男士，身高170厘米，体重70千克，平时从事轻体力劳动。他一天需要摄入多少热量呢？

第一步：测算理想体重

170-105=65（千克）

这位男士实际体重为70千克，超过标准体重不到10%，属于正常体重类型。

第二步：计算活动强度

正常体重下从事轻体力活动，每天每千克体重需要125.5千焦热量。

第三步：算出1天总热量

1天总热量 =125.5千焦 ×65=8 157.5千焦

①休息者每天每千克体重需要热量62.8~83.7千焦，轻体力劳动者需要125.5千焦，中等体力劳动者需要146.4千焦，重体力劳动者需要167.4千焦。

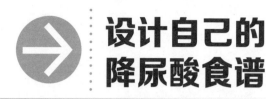

设计自己的降尿酸食谱

防治痛风需要平衡饮食，维持理想体重。蛋白质每天仍以不超过 80 克为宜，并发肾功能明显受损者应减少蛋白质的摄入。禁用高嘌呤食物；中等嘌呤食物要限量选用，其中的肉类、鱼类、禽类每天可用 60~100 克，还可将肉类煮熟后弃汤，食用肉类；低嘌呤食物可自由选用，其中新鲜蔬菜每天 250~400 克，水果每天 100~200 克。如果高尿酸血症和痛风患者坚持服用降尿酸药物，血尿酸长期保持在较理想的水平，饮食控制相对可以放宽；反之，如果血尿酸水平居高不下，饮食控制就要相对严格。

计算菜谱的嘌呤含量

防治痛风，除了需要知道哪些能吃、哪些少吃、哪些不能吃外，在日常饮食中还要掌握计算菜谱嘌呤含量的方法。下面以"番茄鸡蛋面"举例，其中用到番茄 100 克、鸡蛋 1 个（约 60 克）、挂面 50 克，查询本书食物嘌呤含量表可知：番茄嘌呤含量为 17 毫克 /100 克，鸡蛋嘌呤含量为 1 毫克 /100 克，挂面嘌呤含量为 21 毫克 /100 克。

所用食材嘌呤含量如下：

番茄：100 克 ×17 毫克 /100 克 =17 毫克；

鸡蛋：60 克 ×1 毫克 /100 克 =0.6 毫克；

挂面：50 克 ×21 毫克 /100 克 =10.5 毫克；

这道面食所用食材的嘌呤含量为：17+0.6+10.5=28.1（毫克）

再控制调味料、油的用量，这道面食的嘌呤含量可控制在 30 毫克以下。

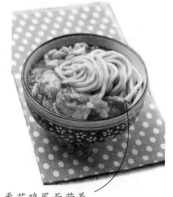

番茄鸡蛋面营养丰富，适合痛风患者食用。

1.两餐间适当加水果，一方面可以饱腹，正餐时不致吃得太多；另一方面还可以补充维生素，增加营养。

2.有些菜肴中出现了高嘌呤食物，但是所用食物重量仅有几克。算下来所含嘌呤总量并不高，适当食用也无妨。

轻松自制一日三餐

高嘌呤饮食一直是诱发高尿酸血症和痛风的危险因素。而中医讲究"药食同源""药补不如食补""食疗胜似医疗"，认为食物除了可以饱腹、提供能量之外，对疾病也有食疗作用。因此，饮食控制是防治痛风的重要内容。食谱应遵循平衡膳食原则，可适量选择嘌呤含量中等的食物。下面就以一天的食谱为例，教你轻松自制"高质量低嘌呤"的一日三餐。

一日三餐食谱示例

早餐(可选用苏打饼干、牛奶、蛋类、通心粉、面条等)			
食物	原料	重量	嘌呤含量
脱脂牛奶	牛奶	250 克	2.5 毫克
菜包	小麦粉	50 克	26.5 毫克
	大白菜	100 克	
午餐(可选用精米、精面类制品，蔬菜搭配肉食、适量粗粮等)			
食物	原料	重量	嘌呤含量
白米饭	大米	100 克	44 毫克
芹菜炒牛肉	牛肉	100 克	110.6 毫克
	芹菜	100 克	
	鸡蛋(取蛋清)	60 克	
番茄炒丝瓜	番茄	100 克	38 毫克
	丝瓜	150 克	
晚餐(应早吃、少吃且应素食。下午 6 点前进餐较合适)			
食物	原料	重量	嘌呤含量
红烧冬瓜面	小麦粉	100 克	29.4 毫克
	冬瓜	100 克	
	油菜	20 克	
凉拌海蜇丝	海蜇丝	150 克	19 毫克
	黄瓜	50 克	

当天摄入嘌呤含量合计 270 毫克

在外就餐的饮食妙招

痛风患者难免会遇到各种各样的应酬或聚会，而在外就餐常难以控制嘌呤的摄入量。为了让食物更加美味，餐馆往往添加较多的油、糖、盐等调味品，不适合痛风患者过多食用。因此，痛风患者在外就餐时，应掌握一些饮食妙招。

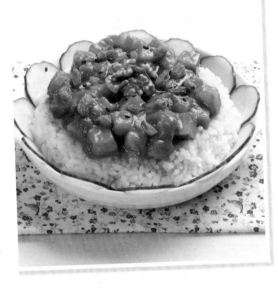

避免食用糖、油、盐过多的饭菜。

控制好饭菜的分量

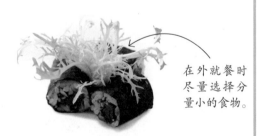

在外就餐时尽量选择分量小的食物。

外出就餐时，首先要注意的是饭菜的量。如果害怕不小心吃超标了，可以点那种量比较少的，多选几个品种。晚餐建议七分饱，晚上不要吃太多，也别吃得太快，吃太快会导致吃饱了还不自知，很容易吃撑，而且不利于消化。

注意食材的种类

在外就餐时，如果遇到一些不适合自己的高嘌呤食物，不能因为一时贪嘴多吃。要尽量远离油炸类、海鲜类、动物内脏等食物，可以多吃蔬菜。晚餐要少吃主食和淀粉类食物，精米、精面可由杂粮代替。

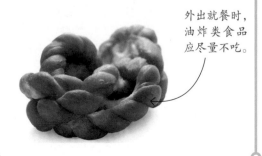

外出就餐时，油炸类食品应尽量不吃。

外出旅行通常会打乱日常的生活规律，如果在旅行过程中饮食不当，很容易导致血尿酸水平波动，从而使病情加重或引起急性并发症。

控制油盐和佐料的摄入量

痛风患者每天的食用油量应该控制在 25~30 克，盐每天不宜超过 5 克。通常饭店的饭菜中佐料比较重，比如鸡精含量通常比较高，而鸡精嘌呤含量较高。所以，这类菜品应少食或不食。

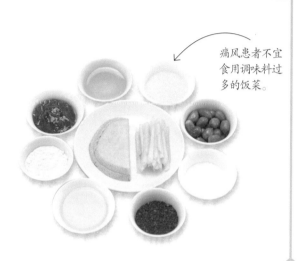

痛风患者不宜食用调味料过多的饭菜。

就餐期间该喝什么样的水

在饮品方面，痛风患者可以喝些苏打水、矿泉水等几乎不含嘌呤成分的饮品；可以适当饮淡茶，但不宜喝浓茶；不建议喝肉汤、鱼汤、咖啡和酒类饮品。若痛风患者合并糖尿病，还要注意避免喝含糖量高的饮料。

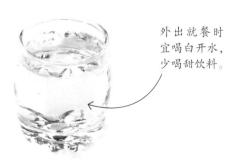

外出就餐时宜喝白开水，少喝甜饮料。

小贴士

选择合适的餐馆

■ 外出就餐时，尽量选择菜品种类丰富的餐馆，能够有尽可能多的菜品选择。可以选择口味清淡的餐馆，比如素食餐馆、轻食餐馆等。

痛风患者必须清楚的饮食禁忌

当痛风急性发作时，患者经常会出现明显的关节红、肿、热、痛等症状，让人难以忍受。但事实上，痛风可以预防发作。我们都知道痛风与嘌呤、尿酸代谢有直接的关系。所以患者在饮食方面要多加注意，不适合吃的食物要严格忌口。

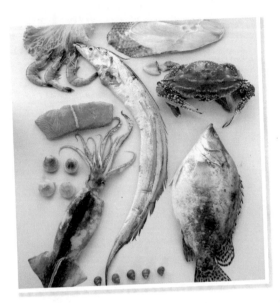

痛风患者应少吃海鲜，以避免痛风发作。

⊗ 忌饮酒

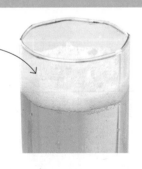

痛风患者宜戒掉饮酒的习惯。

啤酒中的嘌呤含量虽然不是特别高，但如果一次性大量摄入，其含有的酒精会加快人体内嘌呤的合成速度，使尿酸产量增加，促进肾小管对尿酸的吸收，阻碍尿酸排泄。正常情况下，一部分尿酸能通过尿液排出体外，但如果血液中的尿酸含量过多，这些尿酸钠结晶就有可能沉积在关节腔处，引发痛风。

💡 小贴士

不吃辛辣油腻的食品

■ 辛辣油腻的食品不仅容易刺激人体的胃肠，还会抑制胃肠的消化和吸收功能，造成体内嘌呤沉淀，不利于痛风患者的恢复。

很多人喜欢海鲜配啤酒，但要注意，吃海鲜的时候尤其不能喝啤酒，否则易导致血尿酸水平急剧升高，加重痛风患者的病情。

⊗ 忌食高盐食物

痛风患者在日常膳食中应忌食高盐食物，盐的摄入量每天宜控制在 5 克以内。特别是对于痛风性肾病人群而言，血尿酸产生过多或排泄减少而形成高尿酸血症，易导致肾功能受损，高盐食物易导致水钠潴留，加重肾脏损伤。

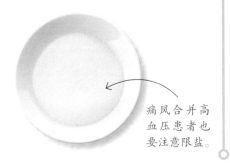

痛风合并高血压患者也要注意限盐。

⊗ 忌喝浓茶

茶叶中含有少量的嘌呤成分和咖啡碱，所以尿酸偏高的痛风患者不宜喝浓茶。浓茶易兴奋神经，导致出现失眠、心悸和血压增高，诱发痛风。痛风患者喝水还是要以喝白开水为主，或者煮一些有利于缓解病情的药茶饮用。

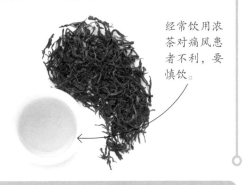

经常饮用浓茶对痛风患者不利，要慎饮。

⊗ 忌喝火锅汤

吃火锅时，摄入大量富含嘌呤的动物内脏、牛羊肉、海鲜等食物，易导致痛风发作。所以，痛风患者吃火锅时应以素食为主。此外，切记不要喝火锅汤。有高尿酸血症的人喝了火锅汤易引发痛风，出现关节红肿、疼痛、变形，甚至引起肾病。而且，在体内尿酸控制状况不好时，火锅也要少吃甚至不吃。

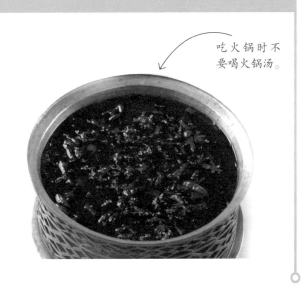

吃火锅时不要喝火锅汤。

宜吃

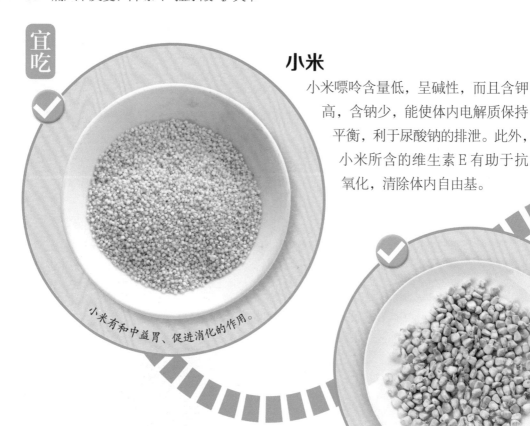

小米有和中益胃、促进消化的作用。

吃玉米时应嚼烂，以助消化。

小米

小米嘌呤含量低，呈碱性，而且含钾高，含钠少，能使体内电解质保持平衡，利于尿酸钠的排泄。此外，小米所含的维生素E有助于抗氧化，清除体内自由基。

认清谷薯杂豆，
吃对主食

痛风是由血液中的尿酸过高而引起的疾病，因此痛风患者需要控制嘌呤含量高的食物的摄入量。平时常吃的谷类主食中，有嘌呤含量低的，如小米、玉米等；也有嘌呤含量中等的，如荞麦、燕麦等，痛风患者要注意区分。土豆、红薯等薯类富含淀粉，也是主食，且嘌呤含量较低，亦可食。豆类嘌呤含量较高，应慎食。

玉米

玉米嘌呤含量低，钾含量较高，有助于促进尿酸钠的溶解和排泄。玉米所含的膳食纤维能促进胃肠蠕动，促进胆固醇的排出，有利于防治痛风并发高脂血症。

小贴士

玉米可以直接煮食、做粥，也可以磨成玉米面做面条、饼、糕等，对减肥瘦身、降血压、降血脂都有好处。

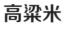

高粱米

高粱米所含的钾有助于维持血压稳定，还有助于尿酸的排泄。高粱米富含膳食纤维，可起到减肥降脂的作用，且嘌呤含量低，适合痛风患者食用。

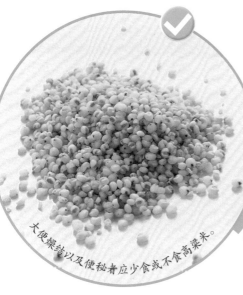

大便燥结以及便秘者应少食或不食高粱米。

小麦

小麦可养心除烦、健脾益肾、除热止渴，有助于降低血清胆固醇含量，保护血管，防治痛风并发心血管疾病。

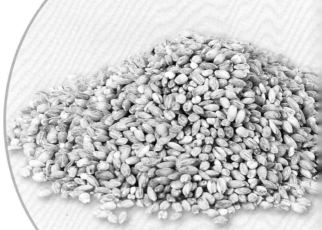

小麦中的膳食纤维有助于预防便秘。

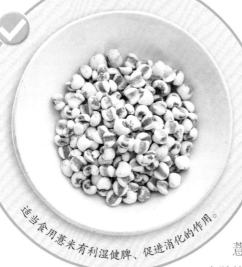

适当食用薏米有利湿健脾、促进消化的作用。

薏米

薏米中富含多种维生素和蛋白质，能改善人体血液、水分的代谢，起到利尿、消水肿的功效，可以促进尿酸的排泄。此外，薏米还能防治关节炎、急慢性肾炎、水肿等疾病，是痛风患者的食疗佳品。

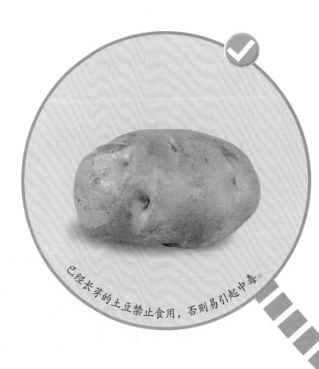

已经长芽的土豆禁止食用，否则易引起中毒。

土豆

土豆属于低嘌呤食物，而且高钾低钠，是一种理想的防治痛风的食材，不仅有助于促进体内尿酸的排出，减少血尿酸含量，还能作为主食食用。

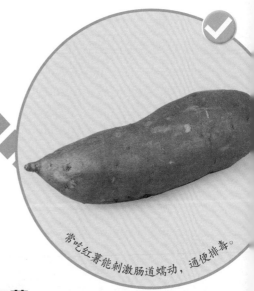

常吃红薯能刺激肠道蠕动，通便排毒。

红薯

红薯嘌呤含量很低，适量食用红薯有助于减少尿酸钠的沉积，且便于尿酸钠排出体外。红薯富含维生素C，有助于抗氧化，从而保护细胞，减少嘌呤的含量。

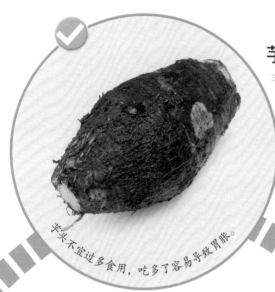

芋头

芋头是一种嘌呤含量低的碱性食物，有助于预防血尿酸值升高，减少尿酸性结石的发生。芋头含钾元素丰富，能保护血管，增加尿酸钠的排泄，也有助于平稳血压。

芋头不宜过多食用，吃多了容易导致胃胀。

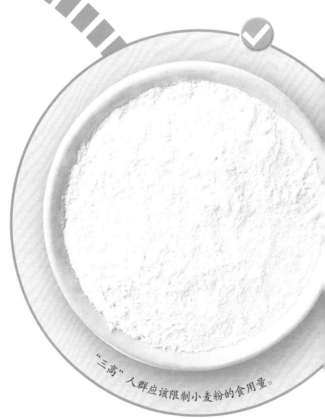

小麦粉

面粉嘌呤含量较低，且含多种矿物质和维生素，有助于降低血尿酸的含量，痛风患者可适量食用。

"三高"人群应该限制小麦粉的食用量。

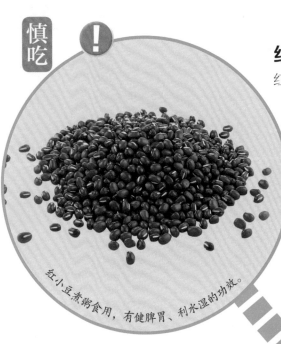

慎吃 ！

红小豆煮粥食用，有健脾胃、利水湿的功效。

红小豆

红小豆是一种富含钾元素的碱性食材，适量食用有助于降低痛风患者的血尿酸水平。红小豆可煲汤、煮粥、炖菜，或做成豆沙馅食用。但红小豆嘌呤含量较高，痛风患者应慎食。

绿豆具有清热解毒的作用。

对于患有痛风的人来说，如果摄入蛋白质、嘌呤成分较多的食品，嘌呤不能及时代谢出体外，导致血液中尿酸浓度达到饱和，这些物质最终会形成结晶体，积存于软组织中而造成炎症。而部分谷类和豆类食物不但富含植物蛋白，嘌呤的含量也较高，痛风患者要注意摄入量。

绿豆

绿豆中虽然含有丰富的钾，有利于促进尿酸钠的排泄，但是绿豆中的嘌呤含量较高，痛风患者在急性发作期不宜食用，病情稳定时也要少量食用，不能食用过多。

 小贴士

寒凉体质和脾胃虚弱的人不宜多食绿豆。如果要吃，可以选择加一些大米煮粥食用。

黑豆

黑豆高蛋白、低热量，含有人体必需氨基酸，适合伴有高脂血症、高血压、肥胖症的痛风患者食用。但其嘌呤含量较高，痛风患者应注意控制食用量。病情不稳定时，最好不要食用。

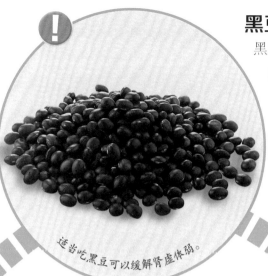

适当吃黑豆可以缓解肾虚体弱。

芸豆

芸豆富含蛋白质，有助于提高机体免疫力。芸豆是高钾、高镁、低钠食品，有助于促进体内尿酸钠的溶解和排泄。但是，芸豆嘌呤含量中等，痛风患者应注意控制食用量。急性发作期不宜食用。

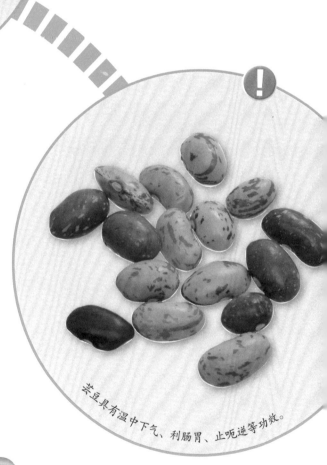

芸豆具有温中下气、利肠胃、止呃逆等功效。

小贴士

芸豆不宜生食，芸豆生食会产生毒素，导致腹泻、呕吐等现象，芸豆必须煮至熟透才能食用。

糙米

糙米富含维生素 E，有助于减少游离的嘌呤含量。另外，糙米是除外壳之外几乎完整保留的全谷粒，营养价值高。糙米富含膳食纤维，可增加饱腹感，有助于减肥。但是糙米嘌呤含量为中等，要控制摄入量。

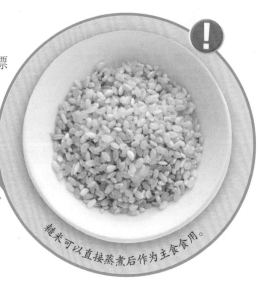

糙米可以直接蒸煮后作为主食食用。

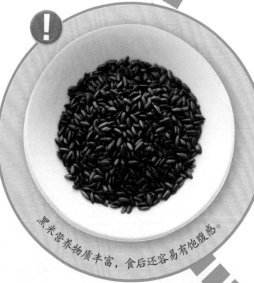

黑米营养物质丰富，食后还容易有饱腹感。

黑米

黑米富含碳水化合物和多种维生素、矿物质，能改善小便不利的症状，有助于促进尿酸排泄，起到预防痛风的作用。但是黑米属于中等嘌呤含量食物，一次摄入不可太多。

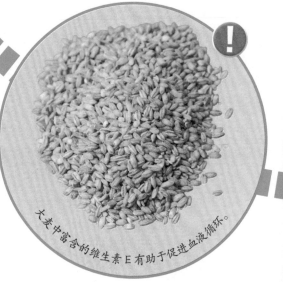

大麦中富含的维生素 E 有助于促进血液循环。

大麦

大麦所含的膳食纤维有助于降低血液中胆固醇的含量，减少机体对脂肪的吸收，还有助于预防痛风并发高脂血症。但是大麦属于中等嘌呤含量食物，要控制摄入量。

小贴士

荞麦去壳后可蒸煮成荞麦饭，荞麦磨成粉可做糕饼、面条等，适合伴有肥胖症、高血压、糖尿病、便秘的痛风患者食用。

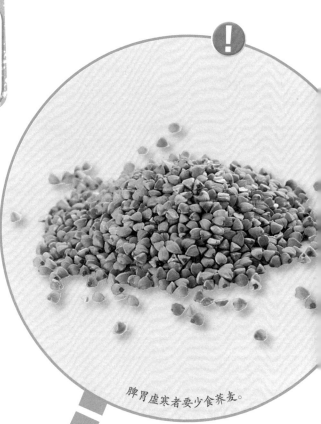

脾胃虚寒者要少食荞麦。

荞麦

荞麦的钾含量高，钠含量低，有利于维持体内的电解质平衡和促进尿酸的排泄。荞麦中的膳食纤维有助于减脂瘦身，适合肥胖的痛风患者食用。不过，荞麦嘌呤含量略高，痛风患者在稳定期可适当食用。

燕麦适合痛风合并糖尿病的患者食用。

燕麦

许多痛风患者常伴有高胆固醇，而燕麦含有膳食纤维，能够减少胆固醇的沉积，有效预防心脑血管疾病等。燕麦富含蛋白质、维生素，能够增强身体免疫力。燕麦嘌呤含量略高，痛风急性发作期不建议食用。

宜吃

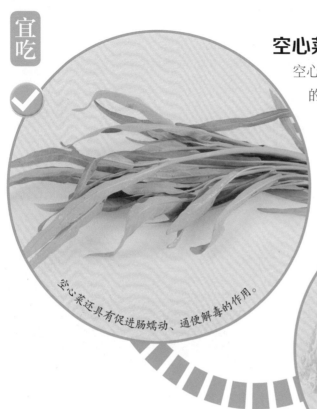

空心菜还具有促进肠蠕动、通便解毒的作用。

空心菜

空心菜是碱性食物，有助于尿酸的排泄。另外，空心菜有助于降血糖，并发糖尿病的痛风患者可经常食用。常吃可清热凉血、利尿除湿。

胃肠功能不佳的人不要过多食用大白菜。

大白菜

大白菜含有的膳食纤维能润肠通便，增加饱腹感，排出体内毒素，适合需要减肥的痛风患者。另外，大白菜可以延缓血糖上升，适合痛风并发糖尿病的患者食用。

辨别蔬菜菌菇，放心吃菜

很多痛风患者都知道要忌口，但却少有人说要多吃什么，而蔬菜正是为数不多，推荐多吃的食物。因为大部分的蔬菜嘌呤含量比较低，而且糖分含量也较低，尤其是果糖含量，对血尿酸水平不会产生过多影响，适合痛风患者食用。

小贴士

胃寒、大便溏泻的痛风患者不可多食大白菜。

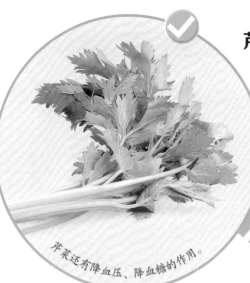

芹菜还有降血压、降血糖的作用。

芹菜

芹菜中的钾元素有助于促进尿酸排泄，防止结石的产生。另外，芹菜中的膳食纤维有助于降低胆固醇含量，是痛风及其并发症患者的理想食材。

西葫芦

西葫芦在体内被消化后呈碱性，易于尿酸钠的溶解，其所含的维生素 E 还有助于控制人体内尿酸钠含量的升高。

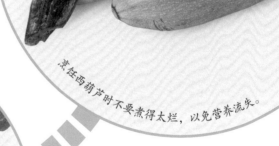

烹饪西葫芦时不要煮得太烂，以免营养流失。

热偏盛及患有热性咳嗽患者不宜食用芥菜。

芥菜

芥菜含有丰富的膳食纤维，有助于通便。芥菜富含维生素 C，能改善毛细血管的通透性，促进胆固醇的转化，有助于降血脂，适合并发高血压、高脂血症的痛风患者食用。

冬瓜

冬瓜的嘌呤含量较低，含有大量水分，利于尿酸排泄。而且冬瓜含有的有效成分有助于抑制淀粉、糖类转化为脂肪，适合痛风并发肥胖症的患者食用。

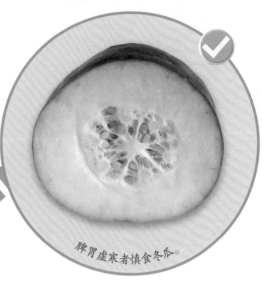

脾胃虚寒者慎食冬瓜。

丝瓜

丝瓜嘌呤含量低，其含有的皂苷、膳食纤维有助于降低血脂，维护心脑血管正常功能，适合并发冠心病、高脂血症的痛风患者食用。

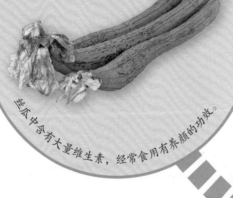

丝瓜中含有大量维生素，经常食用有养颜的功效。

番茄

番茄中钾含量丰富，能减少尿酸的生成，其含有的番茄红素有助于清除体内自由基，也有一定的抗氧化功效，适合痛风患者食用。

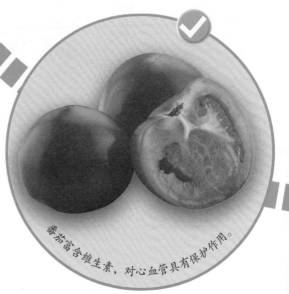

番茄富含维生素，对心血管具有保护作用。

小贴士

用大蒜和醋调味做成的凉拌黄瓜不仅美味，还有助于抑制糖类转化为脂肪，对肥胖的痛风患者有一定益处。

黄瓜

黄瓜的嘌呤含量低，含水量高，有利于尿酸钠的溶解和排泄。黄瓜热量低，有助于抑制糖分转化为脂肪，对预防痛风并发高血压、冠心病、糖尿病有好处。

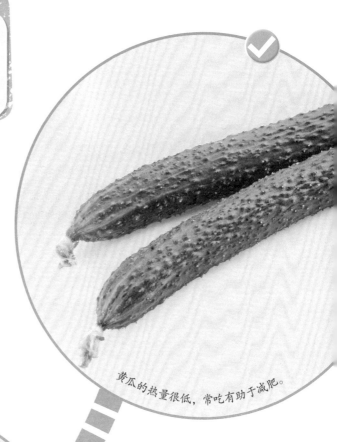

黄瓜的热量很低，常吃有助于减肥。

吃苦瓜时焯水可以去除部分苦味。

苦瓜

苦瓜钾含量较高，有利于尿酸排泄，减少血液中尿酸钠的含量。苦瓜中的膳食纤维和果胶有助于降血脂，并发高血压、高脂血症的痛风患者可经常食用。

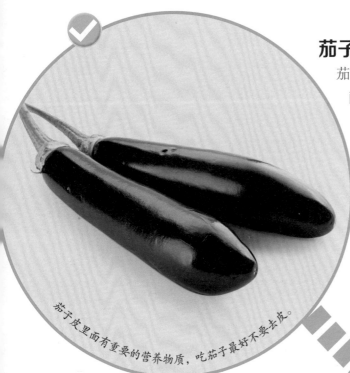

茄子皮里面有重要的营养物质，吃茄子最好不要去皮。

茄子

茄子含有的皂苷有助于促进核酸的合成，减少血液中游离的尿酸钠含量；所含的维生素P能强化血管。另外，茄子低糖、低热量，适合并发肥胖症的痛风患者食用。

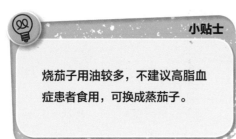

小贴士

烧茄子用油较多，不建议高脂血症患者食用，可换成蒸茄子。

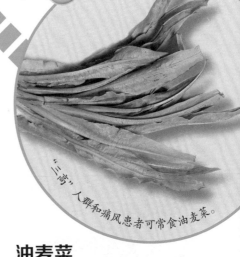

"三高"人群和痛风患者可常食油麦菜。

油麦菜

油麦菜嘌呤含量低，热量低，含有丰富的膳食纤维和多种维生素，适合痛风患者食用。油麦菜还可以增进食欲，促进胃肠蠕动。

胡萝卜

胡萝卜是碱性食物，尿酸钠在碱性环境中易溶解，利于排泄。其含有的胡萝卜素能减少嘌呤释放，而且有助于降血压，适合痛风并发高血压的患者食用。

食用胡萝卜时，不宜加太多醋，以免营养素流失。

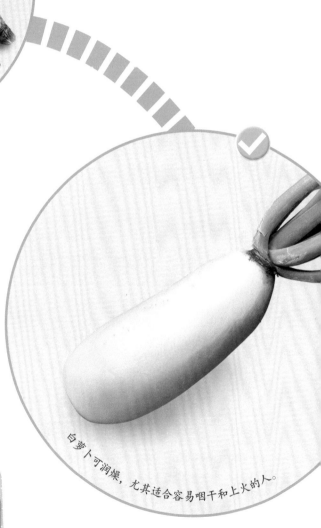

白萝卜

白萝卜含水分多，有助于利尿通便，促进尿酸钠的排泄。另外，适量吃白萝卜也有助于胆固醇的代谢，适合痛风并发高脂血症的患者食用。

白萝卜可润燥，尤其适合容易咽干和上火的人。

小贴士

阴盛偏寒体质者、脾胃虚寒者不宜多吃白萝卜，否则容易加重体内寒气。

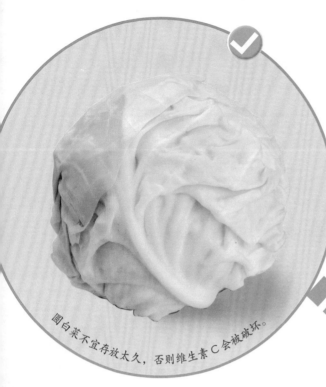

圆白菜不宜存放太久，否则维生素C会被破坏。

圆白菜

圆白菜含水量高，维生素C及钾的含量也较高，有利于尿酸钠的溶解和排泄，可降低体内尿酸含量。而且，圆白菜低糖、低热量，适合并发糖尿病、肥胖症的痛风患者食用。

青椒

青椒是低嘌呤的碱性食物，有助于促进新陈代谢，减少体内脂肪沉积。另外，青椒富含维生素C，有助于促进尿酸排泄，从而使血液中尿酸钠的含量降低。

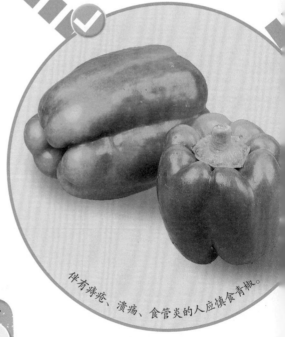

伴有痔疮、溃疡、食管炎的人应慎食青椒。

小贴士

青椒适用于炒、拌、炝等烹饪方式。青椒果蒂易有农药残留，清洗时应先去蒂。

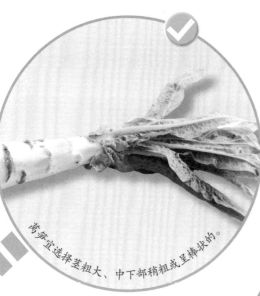

莴笋宜选择茎粗大、中下部稍粗或呈棒状的。

莴笋

莴笋钾含量丰富，有助于调节体内水、电解质平衡，促进尿酸钠溶解，增加尿酸排泄。常食莴笋对防治痛风性关节炎有好处。

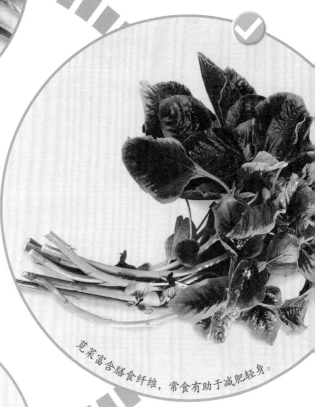

苋菜富含膳食纤维，常食有助于减肥轻身。

苋菜

苋菜富含钙质，有助于促进骨骼生长。苋菜富含镁，镁元素有助于改善人体糖耐量，尤其适合痛风并发糖尿病的患者食用。

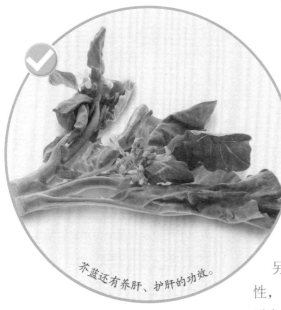

芥蓝还有养肝、护肝的功效。

芥蓝

芥蓝中的维生素 C 有利于体内尿酸的排泄，其所含的膳食纤维既有助于稳定血压，又有助于减肥瘦身。另外，芥蓝所含的钙有助于保护血管弹性，改善血管通透性，预防高血压发生，适合并发高血压的痛风患者食用。

慎吃

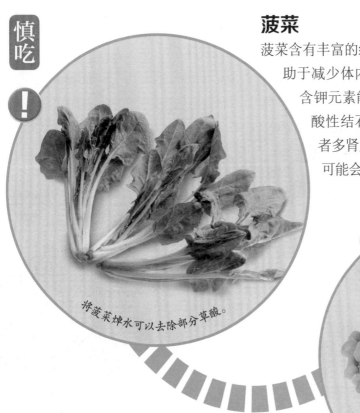

将菠菜焯水可以去除部分草酸。

菠菜

菠菜含有丰富的维生素 E 和维生素 C，有助于减少体内游离的嘌呤含量，其所含钾元素能促进尿酸排泄，防止尿酸性结石的形成。但是，痛风患者多肾脏弱，菠菜中所含的草酸可能会诱发肾结石，故慎食为好。

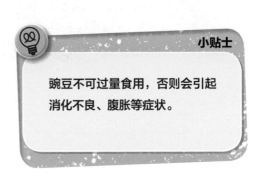

豌豆不可过量食用，否则会引起消化不良。

有的蔬菜如菠菜、韭菜等虽然所含的嘌呤不高，但是含草酸较多，容易与痛风患者体内的尿酸钠结晶结合诱发痛风石，因此需慎吃。

豌豆

豌豆营养丰富，有较好的补益作用。但是豌豆属于中等嘌呤含量的食物，建议痛风患者可以在缓解期适当吃一些，急性发作期就不要食用了。

> **小贴士**
>
> 豌豆不可过量食用，否则会引起消化不良、腹胀等症状。

香椿

香椿属于中等嘌呤含量的食物。如果处于痛风急性发作期，关节有明显红肿热痛等不适症状，不宜食用香椿；如果处于稳定期，且血尿酸水平控制在达标范围之内，可以少吃一些。

食用香椿前尽量用水焯一下。

韭菜

韭菜嘌呤含量不高，钾含量很丰富，有利于尿酸钠溶解。但韭菜含有大量的草酸，痛风患者肾脏多弱，过多食用韭菜可能会因尿酸钠结晶而诱发肾结石，故还是要慎食。

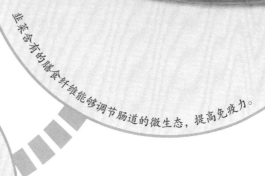

韭菜含有的膳食纤维能够调节肠道的微生态，提高免疫力。

豇豆

豇豆所含的膳食纤维能促消化，帮助排出体内毒素。另外，豇豆所含的磷脂能促进胰岛素分泌，适合并发糖尿病的痛风患者适量食用，但因其嘌呤含量稍高，故不宜多食。

豇豆有健脾利湿、补肾涩精的功效。

平菇

平菇是一种低脂肪、低糖、富含膳食纤维的食物，但平菇的嘌呤含量稍高，痛风患者不宜过多食用。若想吃宜与冬瓜等碱性蔬菜同炒。

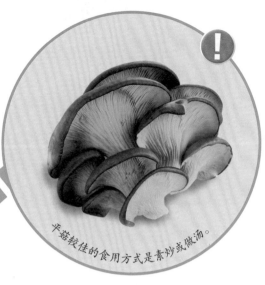

平菇较佳的食用方式是素炒或做汤。

草菇

草菇能在体内形成碱性环境，有助于尿酸钠的溶解。草菇含有的膳食纤维可促进肠道蠕动，缓解便秘，有助于降血糖。草菇可炒、烧、蒸等，适合做汤或素炒。但是草菇嘌呤含量稍高，一次不宜食用太多，且在痛风急性发作期应避免食用。

草菇的维生素C含量高，能促进人体新陈代谢。

金针菇

金针菇进入人体后呈碱性，有利于尿酸钠的溶解和排泄。金针菇热量低，脂肪含量低，富含膳食纤维，经常食用有助于降血脂，抑制胆固醇升高，对防治心脑血管疾病有利。但对于痛风患者来说，金针菇嘌呤含量略高，需慎食。

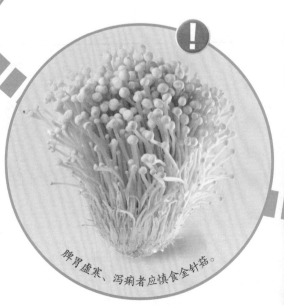

脾胃虚寒、泻痢者应慎食金针菇。

小贴士

烹调前可先用开水焯一下，以减少竹笋中的草酸。

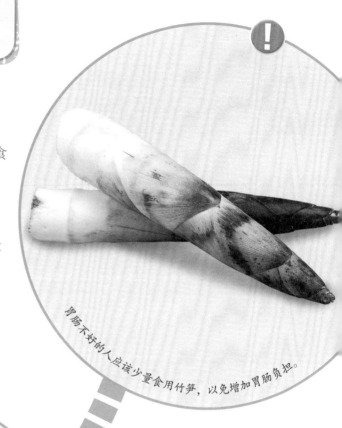

胃肠不好的人应该少量食用竹笋，以免增加胃肠负担。

竹笋

竹笋是一种钾含量较丰富的碱性食材，有助于尿酸钠的溶解和排泄。而且竹笋所含的膳食纤维能平稳血压，降血脂。竹笋嘌呤含量不高，但草酸含量相对较高，痛风患者要慎食。

痛风患者在缓解期和平稳期，可以少量吃菜花。

菜花

菜花属于嘌呤含量中等的蔬菜，食用后可能会导致机体内血尿酸水平升高，从而导致痛风的急性发作，所以痛风患者不建议吃菜花，尤其是在痛风急性发作期。

忌吃 ✕

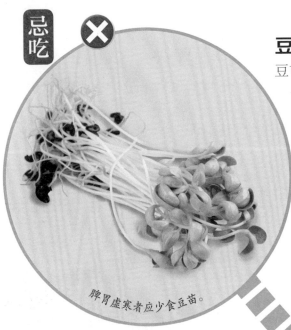

脾胃虚寒者应少食豆苗。

豆苗

豆苗营养丰富，含有多种人体必需的
氨基酸，但嘌呤含量较高，痛风急
性发作期的患者不宜食用。

✕

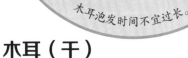

木耳泡发时间不宜过长。

芦笋、香菇（干）等的嘌呤含量按
每100克食物来算，都超过了150毫克。
因此，痛风患者除限制嘌呤含量高的动
物性食物外，也要尽量避免食用芦笋、
香菇（干）等含嘌呤较高的蔬菜。

木耳（干）

木耳（干）嘌呤含量较高，但是
经泡发后嘌呤含量降为中等，痛
风患者要谨慎食用，在痛风急性
发作期最好不要食用。

小贴士

虽然泡发后的木耳嘌呤含量有所
降低，但是建议痛风患者要少食
或不食。

芦笋

芦笋有助于清除肠道中多余的胆固醇，可降血压，对心血管疾病、水肿等也有一定的益处。但芦笋嘌呤含量较高，痛风患者不宜食用。

芦笋不宜高温烹煮，否则其中的叶酸容易被破坏。

香菇（干）

香菇（干）有助于降血压，预防动脉硬化，增强机体抗病能力。但其嘌呤含量过高，痛风患者食用后血液内尿酸钠可能会增高，使痛风发作的概率增大。所以，痛风患者不宜食用香菇（干）。

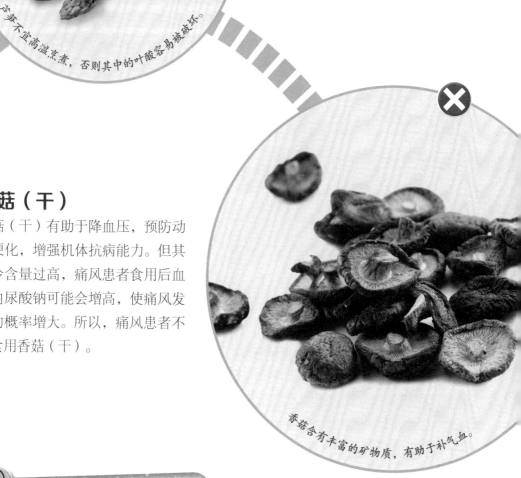

香菇含有丰富的矿物质，有助于补气血。

小贴士

香菇（干）是高嘌呤食物，鲜香菇则是中等嘌呤食物，痛风患者可以依据自身情况适量食用鲜香菇。

宜吃

菠萝

菠萝嘌呤含量低，而且是碱性水果，尿酸在碱性环境中不易沉积。另外，菠萝富含碳水化合物、维生素C、钾，有助于促进尿酸排泄，从而防治痛风。

吃菠萝时可先在盐水中浸泡几分钟再食用。

橘子吃多容易上火，不可一次性食用过多。

选对水果，补充维生素

许多水果属于碱性食物，对改善痛风患者的病情，缓解病痛会有比较好的效果。痛风患者可以选择一些合适的水果适量食用；不过，如果伴有糖尿病或者血糖偏高等症状，则不宜食用糖分偏高的水果。

橘子

橘子是碱性食物，尿酸在碱性环境中不易形成尿酸钠沉积物，因而常吃橘子有助于防治痛风。另外，橘子中所含的维生素C、钾对降血压也有效果，对痛风并发高血压的患者有一定帮助。

小贴士

橘子虽然嘌呤含量低，但是含有果糖，果糖摄入过多对尿酸排泄不利，因而痛风患者吃橘子也不能太多，要适量食用。

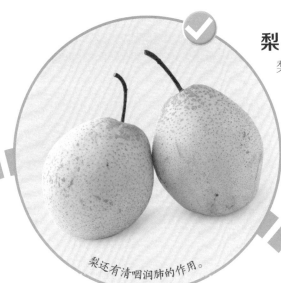

梨

梨多汁，且嘌呤含量低，急性、慢性及间歇期痛风患者均适宜食用。常吃梨有助于缓解痛风症状，还有助于化痰止咳、生津润燥。

梨还有清咽润肺的作用。

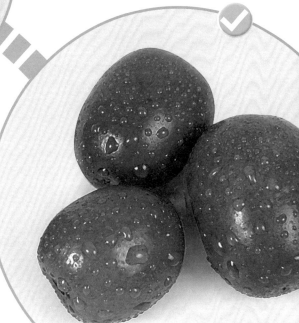

红枣

红枣嘌呤含量低，而且是碱性食物，尿酸在碱性环境中容易溶解，不易形成结石，因而有助于防治痛风。此外，红枣中所含的维生素 C 也有利于尿酸的溶解。

红枣一次不宜吃太多，以免引起腹胀。

常吃橙子可补充维生素 C。

橙子

橙子富含维生素 C、钾，有助于促进尿酸的排泄。另外，橙子具有一定的降低血液中胆固醇的作用，有助于预防痛风并发高血压、高脂血症。

枇杷

枇杷含有丰富的维生素，有助于改善血管的通透性，还有利于尿酸钠的溶解。枇杷含钾丰富，而钠含量却比较低，有助于减少尿酸钠的产生。

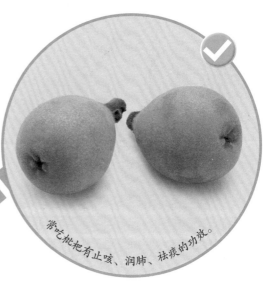

常吃枇杷有止咳、润肺、祛痰的功效。

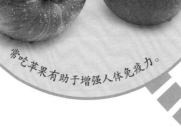

常吃苹果有助于增强人体免疫力。

苹果

苹果含嘌呤少，且属碱性食物，利于尿酸排泄；还含有较多的钾，有利于平衡体内电解质。另外，苹果含有丰富的维生素、果胶和矿物质，对人体健康有益。

木瓜

木瓜是碱性食物，尿酸在碱性环境中容易溶解，不易形成结石，因而木瓜具有一定的防治痛风的作用。此外，木瓜富含维生素C，有利于尿酸的排泄。

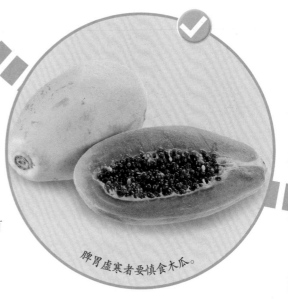

脾胃虚寒者要慎食木瓜。

葡萄

葡萄的嘌呤含量低，是一种碱性食物，而且含水量高，具有利尿功效，有助于减少血液中尿酸的含量。

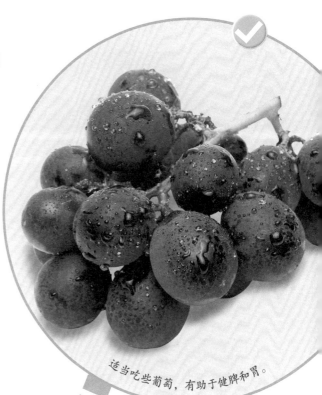

适当吃些葡萄，有助于健脾和胃。

哈密瓜

哈密瓜富含维生素 C，嘌呤含量低，而钾含量高，有助于血液中尿酸的排泄。另外，哈密瓜中所含的维生素 C 对降血压也有一定的效果，适量食用对痛风并发高血压患者有一定的帮助。

哈密瓜含糖量高，糖尿病患者不宜吃。

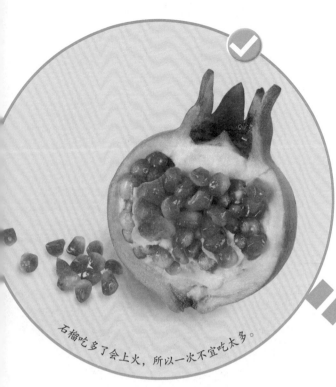

石榴吃多了会上火，所以一次不宜吃太多。

石榴

石榴是碱性水果，且富含钾，有利于尿酸排泄。此外，石榴含糖量不高，痛风并发糖尿病的患者也可适当食用。

西瓜

西瓜适合痛风患者食用，一是因其属于含嘌呤低的食物，且含有大量水分，可利尿，利于尿酸钠排出；二是其所含的盐类主要是钾盐，可避免尿酸沉积而形成结石。

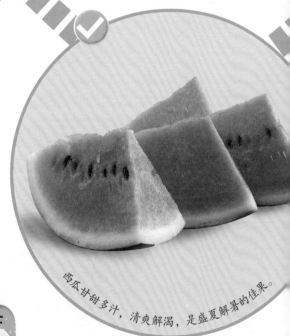

西瓜甘甜多汁，清爽解渴，是盛夏解暑的佳果。

小贴士

西瓜含糖量高，痛风并发糖尿病患者不宜一次性大量食用。刚从冰箱拿出的西瓜也不宜立即食用。

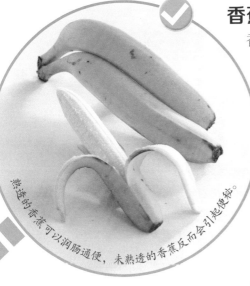

熟透的香蕉可以润肠通便，未熟透的香蕉反而会引起便秘。

香蕉

香蕉是碱性食物，有助于减少尿酸沉积，促进尿酸排泄。另外，香蕉中的钾元素有助于抑制血压升高，适宜痛风并发高血压的患者食用。

李子

李子含嘌呤低，且含有多种氨基酸，有助于清肝热、利水活血，可促进尿酸钠排出体外。另外，李子血糖生成指数较低，适合痛风并发糖尿病的患者食用。

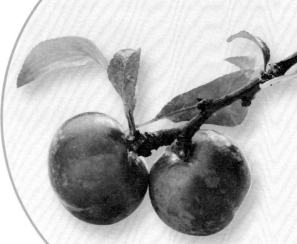

李子的味道比较酸，可以帮助开胃。

脾胃虚寒、便溏者少吃杨桃。

杨桃

杨桃是一种低嘌呤、钾含量丰富的水果，其水分多、热量低，有一定的利尿作用，还有助于降血脂、降低胆固醇，对防治痛风并发肥胖症、高血压及心脑血管疾病有一定的作用。

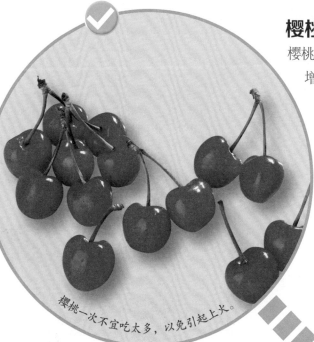

樱桃一次不宜吃太多，以免引起上火。

樱桃

樱桃含有丰富的钾，可促进血液循环，增强新陈代谢；樱桃中所含的花色素、花青素等，有助于尿酸的排泄。

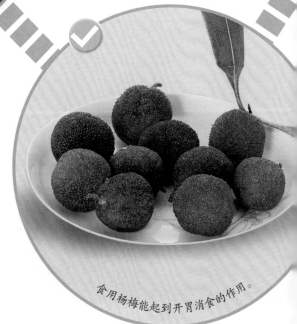

食用杨梅能起到开胃消食的作用。

杨梅

杨梅是钾含量较高的碱性食物，含有的有效成分有助于抗炎，消除体内自由基，利尿益肾，有助于嘌呤的代谢；所含的果酸有助于抑制糖类转化为脂肪，痛风并发肥胖症的患者宜食。

慎吃 !

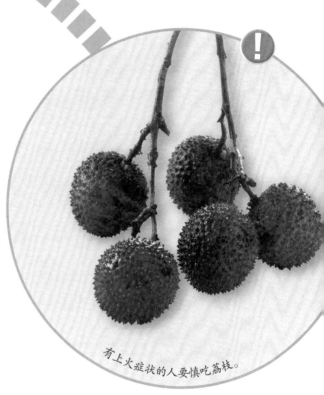

榴莲含糖量高，糖尿病患者不宜吃。

有上火症状的人要慎吃荔枝。

榴莲

榴莲中含有丰富的钾元素，可以减少尿酸沉积；含有丰富的维生素 E，适量食用能阻碍尿酸钠的产生。但是，榴莲还含有丰富的糖类和脂肪，伴有肥胖症、糖尿病的痛风患者应慎食。

荔枝

痛风患者不宜大量食用荔枝，因为荔枝含有丰富的果糖，大量食用可能会导致一过性的尿酸水平增高，引发尿酸波动。

　　虽然水果中丰富的维生素 C 可以促进尿酸钠溶解，从而达到降低尿酸的目的。但实际上，痛风患者选择水果也要谨慎，对于果糖含量高的水果，比如榴莲、荔枝等应慎吃。

小贴士

荔枝的糖分很高，痛风伴有糖尿病的患者应慎吃。

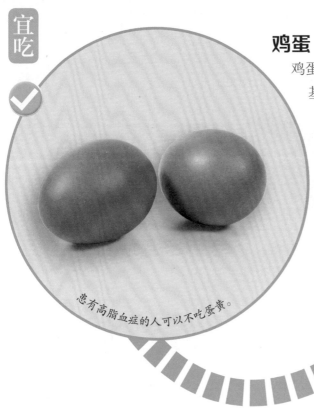

患有高脂血症的人可以不吃蛋黄。

由于鸭蛋中胆固醇较高，中老年人不宜

鸡蛋

鸡蛋嘌呤含量较低，而且鸡蛋的氨基酸组成与人体组织蛋白的氨基酸组成较为接近，易于人体吸收，且蛋白质含量高，可为痛风患者补充氨基酸。

吃对肉、蛋、奶，营养更充足

有些患者认为，动物性食物都是高嘌呤食物，因而对肉、蛋、奶等动物性食物敬而远之。动物内脏、肉汤、各种肉类以及大多数鱼类等确实含有大量嘌呤，不过牛奶和蛋类却是低嘌呤食物，而且富含优质蛋白，痛风患者可以适量食用。

鸭蛋

鸭蛋有补虚劳、滋阴养血的功效。鸭蛋和鸡蛋一样嘌呤含量低，蛋白质含量也差不多，适合痛风患者食用，以补充氨基酸及其他营养物质。

小贴士

鸭蛋胆固醇高，痛风伴有高血压、高脂血症、动脉硬化及脂肪肝的患者应少食。

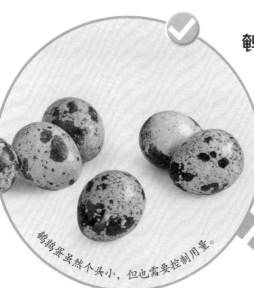

鹌鹑蛋

鹌鹑蛋的嘌呤含量低，适宜痛风患者食用。此外，鹌鹑蛋蛋白质含量高，含有丰富的卵磷脂，可为人体补充营养。

鹌鹑蛋虽然个头小，但也需要控制用量。

鸭血

鸭血嘌呤含量低，适合痛风患者食用。鸭血蛋白质含量高，含有人体自身不能合成的必需氨基酸，可为痛风患者提供氨基酸。

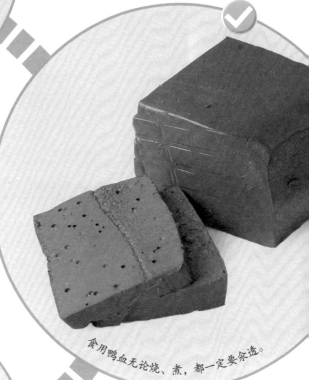

食用鸭血无论烧、煮，都一定要余透。

牛奶

牛奶是含嘌呤低的碱性食物，且含有人体所需的多种氨基酸，利于尿酸钠的溶解，是痛风患者的理想饮品。痛风并发高脂血症患者宜选择脱脂牛奶。

牛奶是痛风患者补充优质蛋白质的佳品。

慎吃 !

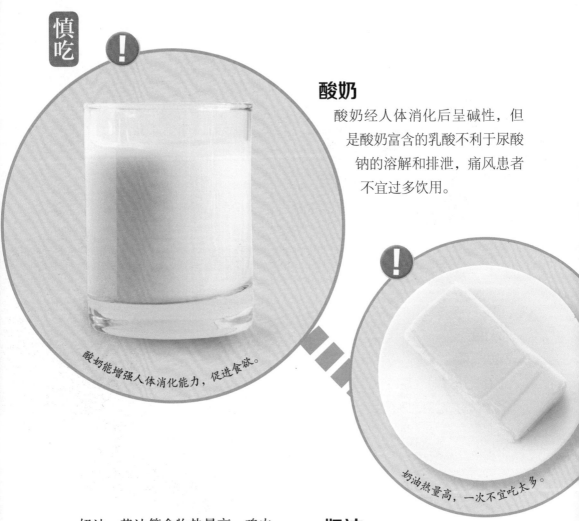

酸奶能增强人体消化能力，促进食欲。

奶油热量高，一次不宜吃太多。

酸奶

酸奶经人体消化后呈碱性，但是酸奶富含的乳酸不利于尿酸钠的溶解和排泄，痛风患者不宜过多饮用。

奶油、黄油等食物热量高，鸡肉、猪肉等食物嘌呤较高，痛风患者要适量食用。需要提醒大家的是，肉类食物嘌呤含量普遍偏高，但是又不能一点都不吃，可以搭配嘌呤含量低的蔬菜一起食用。另外，对于有合并症的患者来说，要特别小心：比如痛风合并高脂血症的患者要忌食动物内脏，痛风合并高血压的患者要忌食腌制肉类……

奶油

奶油口感润滑细腻，常用来和蔬菜搭配制作浓汤，或用于制作蛋糕、冰激凌等。奶油的嘌呤含量低，有抗氧化、清除体内自由基的功效，但是其属于高脂肪、高热量食物，痛风患者应慎吃。

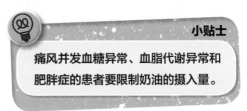

小贴士

痛风并发血糖异常、血脂代谢异常和肥胖症的患者要限制奶油的摄入量。

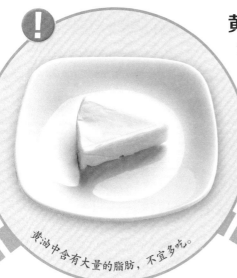

黄油中含有大量的脂肪，不宜多吃。

黄油

黄油可以用来炸鱼、煎牛排、烤面包等，也可作为蛋糕、饼干等甜点的辅料。黄油的主要成分是脂肪，可迅速为人体提供能量，增加饱腹感。黄油的嘌呤含量较低，也有助于减少人体中游离的嘌呤含量。不过，并发肥胖症、糖尿病的痛风患者要少食黄油。

冰激凌

冰激凌的嘌呤含量低，水含量高，其主要成分有脂肪、蔗糖和蛋白质，可为人体提供热量。但冰激凌含糖量高，痛风合并糖尿病患者应慎吃。

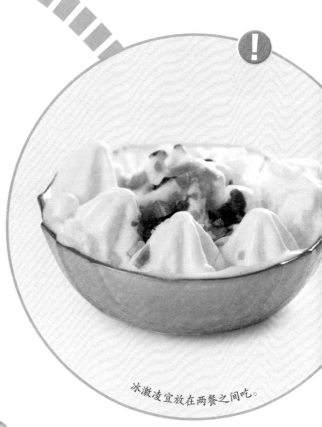

冰激凌宜放在两餐之间吃。

小贴士

胃肠功能不好的人吃冰激凌时注意不能进食太快，以免刺激到胃肠道。

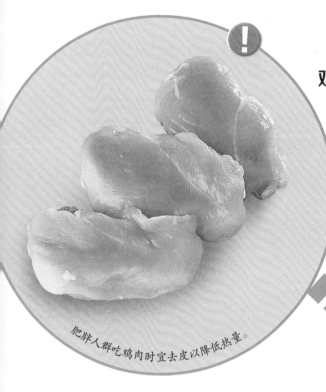

肥胖人群吃鸡肉时宜去皮以降低热量。

鸡肉

鸡肉是日常生活中常见的食材，不但可以热炒、炖汤，还可以冷食、凉拌。鸡肉中的蛋白质含量高，而且易消化，可滋补身体。但鸡肉嘌呤含量较高，急性发作期的痛风患者应慎吃。

鸽肉

鸽肉中钾含量丰富，有利于尿酸钠的溶解及排泄。鸽肉能补肝益肾、益气补血，有助于降血糖、降血压，适合并发糖尿病、高血压的痛风患者食用。但鸽肉嘌呤含量较高，痛风急性发作期的患者不宜吃。

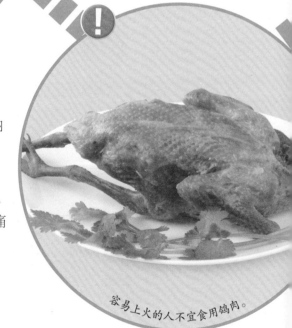

容易上火的人不宜食用鸽肉。

小贴士

鸽肉的营养价值较高，既是美味佳肴，又是滋补佳品，体虚者可适当食用。

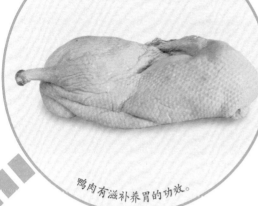

鸭肉有滋补养胃的功效。

鸭肉

鸭肉中的 B 族维生素对血脂异常的痛风患者有帮助。但鸭肉嘌呤含量较高，急性发作期的痛风患者应慎吃。

鹅肉

鹅肉是高蛋白、低脂肪、低胆固醇的食物，可益气补虚、和胃生津，但鹅肉嘌呤含量较高，急性发作期的痛风患者应慎吃或不吃。鹅肉可炖煮、烹炒等，需要特别注意的是，痛风患者不能喝鹅肉汤。

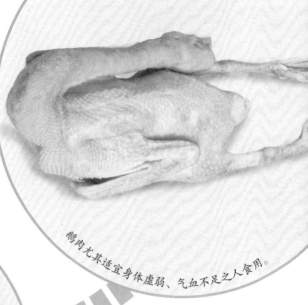

鹅肉尤其适宜身体虚弱、气血不足之人食用。

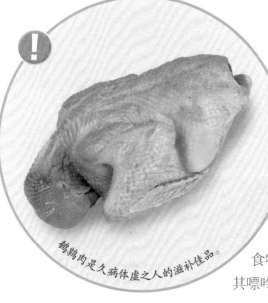

鹌鹑肉是久病体虚之人的滋补佳品。

鹌鹑肉

鹌鹑肉含有多种人体必需的氨基酸，而且钾含量高，有助于体内尿酸的溶解及排泄。鹌鹑肉是高蛋白、低脂肪的食物，富含磷脂，有助于减肥、降血压，但其嘌呤含量高，痛风患者应控制摄入量。

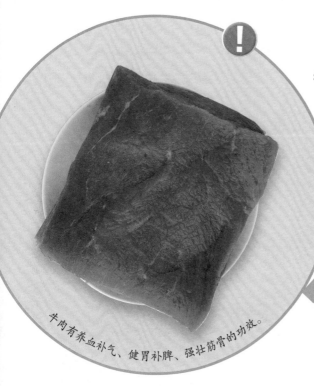

牛肉

牛肉含有丰富的蛋白质，有助于强身健骨，提高机体免疫力。牛肉还富含锌、镁，有助于预防动脉硬化，促进心血管健康。但因其嘌呤含量较高，痛风患者要注意一次不宜多吃，更不宜喝牛肉汤。

牛肉有养血补气、健胃补脾、强壮筋骨的功效。

猪肉

猪肉含有多种人体必需的氨基酸、丰富的B族维生素，不仅能为人体提供营养，还能促进热量代谢，有利于人体健康。但是，猪肉嘌呤含量较高，痛风患者不宜多食。另外，痛风患者还要注意不要吃被加工制作的各式猪肉罐头、火腿、香肠、腌肉等，此类加工过的猪肉食品含有大量的盐分，不利于病情控制。

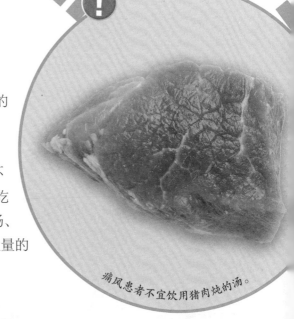

痛风患者不宜饮用猪肉炖的汤。

小贴士

猪肥肉热量较高，痛风患者和"三高"人群应慎食。

猪皮

猪皮蛋白质含量高，富含胶原蛋白，对人体有一定的保健作用。但是，猪皮嘌呤含量较高，痛风患者要慎食。

猪皮脂肪含量较高，肥胖人群要少食。

兔肉

兔肉属于高蛋白、低脂肪、低胆固醇的肉类。兔肉中钾含量较高，有助于体内尿酸溶解，并有利于尿酸钠排出体外。但是兔肉的嘌呤含量较高，在痛风急性发作期应慎食。

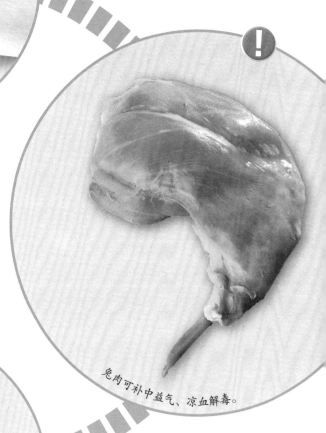

兔肉可补中益气、凉血解毒。

羊肉

羊肉含丰富的蛋白质、B族维生素及多种矿物质，羊肉的钾含量丰富，能促进体内尿酸钠的排泄。但羊肉的嘌呤含量高，痛风患者应慎食。

多吃羊肉容易上火，应控制食用量。

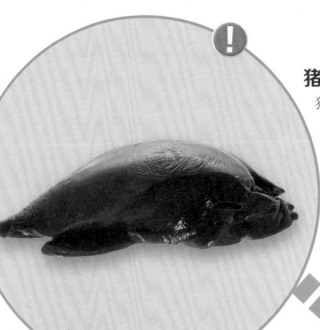

常吃猪肝可以起到明目解毒的功效。

猪肝

猪肝含铁丰富，能补血养血；含有丰富的维生素A，有利于保护视力，维持细胞正常代谢。但猪肝的嘌呤含量较高，痛风患者要慎食。

鸡肝

鸡肝含有丰富的营养物质，是理想的补血佳品，能为人体补充蛋白质、铁、维生素A，有助于补血虚、明双目、补中益气。但鸡肝的嘌呤含量较高，痛风患者应慎食。

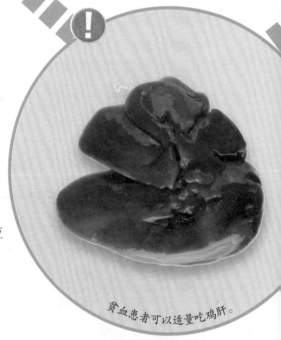

贫血患者可以适量吃鸡肝。

小贴士

选购鸡肝的时候先闻气味，新鲜鸡肝有扑鼻的肉香，变质的则会有腥、臭等异味。

鸭肝

鸭肝是理想的补血食品，含铁丰富；鸭肝的钾含量高，有助于维持体内电解质平衡。但鸭肝的嘌呤含量较高，痛风患者不宜食用。

常吃鸭肝有助于防止眼睛干涩，缓解眼睛疲劳。

猪小肠

猪小肠含钙、镁、铁等人体必需的矿物质，但胆固醇含量很高，而且嘌呤含量也高，所以痛风患者不宜食用。

挑选处理过的猪小肠，应特别注意是否有异味。

猪肺

猪肺脂肪含量低、热量也低，老少皆宜，常食不易发胖。但猪肺自身嘌呤含量高，不适合痛风患者食用。

猪肺可以用来做一些汤品。

慎吃

!

鲤鱼

鲤鱼含优质蛋白质，易被人体吸收，能为机体补充营养。另外，鲤鱼可利水消肿，便于尿酸钠的排出。但鲤鱼本身嘌呤含量较高，痛风患者还是要慎食。

痛风稳定期可适量吃鲤鱼。

!

对于食欲不振的人来说，草鱼可以开胃、滋补。

水产类慎忌多，痛风患者要注意

在水产类当中，像三文鱼、牡蛎这一类的食材嘌呤含量较高，痛风患者尽量不要摄入。而像鲤鱼、草鱼这一类的食材虽然嘌呤含量没有超过 150 毫克，但是也不低，食用时也要注意控制量。

草鱼

草鱼能补充人体必需的氨基酸，是一种温中补虚的养生食物。草鱼含有丰富的硒，有助于增强人体免疫力，但草鱼嘌呤含量较高，痛风患者要慎食，而且不要喝鱼汤。

小贴士

草鱼属于淡水鱼，如果尿酸控制在合理范围内，痛风患者可以少量食用草鱼。

鲫鱼

鲫鱼蛋白质含量高，钾含量高，钠含量低，有助于维持体内电解质平衡，促进尿酸钠排泄。但鲫鱼嘌呤含量较高，痛风患者不宜多吃。

鲫鱼常与豆腐一起炖汤，但痛风患者不宜喝鲫鱼汤。

鳕鱼

鳕鱼蛋白质含量高，还含有丰富的镁元素，对心血管系统有很好的保护作用。鳕鱼可清蒸，也可炖汤食用。但鳕鱼嘌呤含量较高，痛风患者不可过多食用。

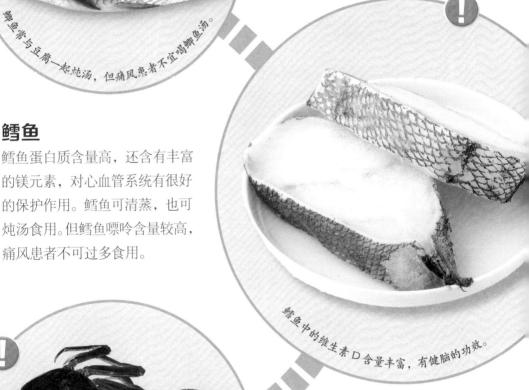

鳕鱼中的维生素D含量丰富，有健脑的功效。

螃蟹性寒，吃时宜搭配生姜等调味料。

螃蟹

螃蟹营养丰富，含有丰富的维生素A和维生素D，能促进钙、磷的吸收和贮存，维持骨骼的正常发育，还能明目。螃蟹味道鲜美，可用来蒸、煮或做小吃馅。但螃蟹嘌呤含量较高，痛风患者应慎食。

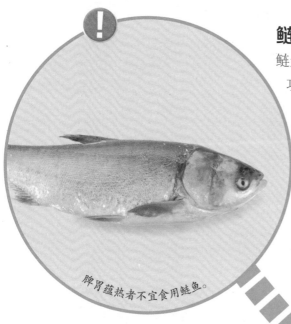

脾胃蕴热者不宜食用鲢鱼。

鲢鱼

鲢鱼钾含量高，有利尿、稳定血压的功效，但因其嘌呤含量较高，痛风患者要控制摄入量。

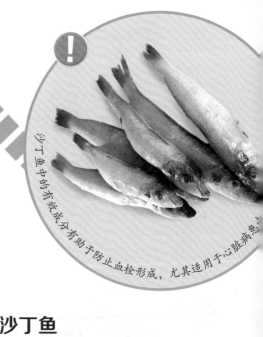

沙丁鱼中的有效成分有助于防止血栓形成，尤其适用于心脏病患者。

小贴士

除了痛风患者，肝硬化患者也不宜食用沙丁鱼。

沙丁鱼

沙丁鱼营养价值很高，含有的磷脂能抑制甘油三酯的产生，有助于降低血压。不过沙丁鱼的嘌呤含量较高，痛风患者食用后易使血尿酸值增高，容易诱发关节疼痛。

忌吃 ✕

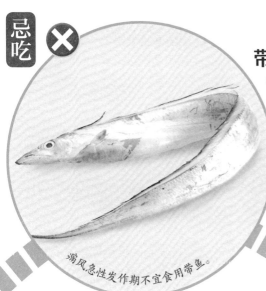

痛风急性发作期不宜食用带鱼。

带鱼

带鱼的脂肪含量高于一般鱼类，且多为不饱和脂肪酸，具有降低胆固醇的作用。但带鱼的嘌呤含量偏高，痛风患者不宜食用。

黑鱼

黑鱼含有多种氨基酸以及人体必需的钙、磷、铁、维生素等，能补血补气。但黑鱼的嘌呤含量高，进食后可能会增加痛风患者体内尿酸含量，不利于痛风的康复，故痛风患者不宜食用。

✕

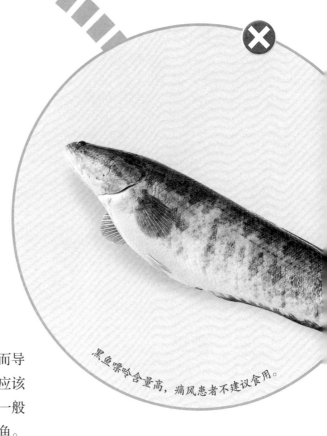

黑鱼嘌呤含量高，痛风患者不建议食用。

痛风是由于体内嘌呤代谢障碍而导致的代谢性疾病，痛风患者的饮食应该严格控制高嘌呤含量食物的摄入。一般来说，海鱼的嘌呤含量要高于淡水鱼。因此患者在急性关节炎期应尽量避免食用鱼肉，尤其是海鱼。

干贝

干贝蛋白质含量高，矿物质含量也较丰富，有助于滋阴润燥、调中补肾、保养五脏。干贝的嘌呤含量高，痛风患者不宜食用。

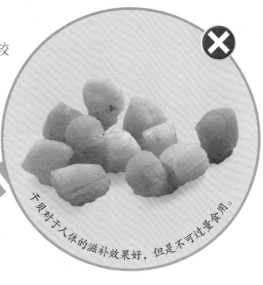

干贝对于人体的滋补效果好，但是不可过量食用。

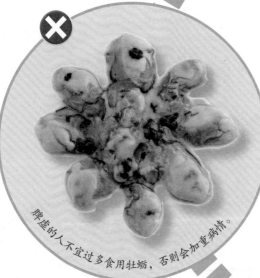

脾虚的人不宜过多食用牡蛎，否则会加重病情。

牡蛎

牡蛎含有多种优质氨基酸，并可促进肝脏中的胆固醇分解，降低血液中胆固醇的含量，从而达到降脂的目的。但牡蛎嘌呤含量较高，不适宜痛风患者食用。

蛤蜊

蛤蜊肉质鲜美，是高蛋白、低脂肪的贝类食物，很受人们欢迎。但是蛤蜊嘌呤含量较高，痛风患者不宜食用。

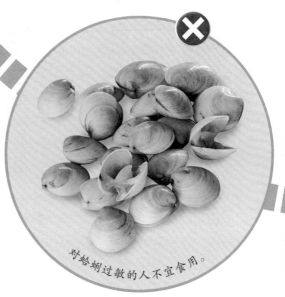

对蛤蜊过敏的人不宜食用。

小贴士

草虾嘌呤含量高，痛风患者不宜食用。除忌食草虾外，其他品种的虾，痛风患者也不宜吃。

草虾

草虾营养丰富，蛋白质含量高，还含有丰富的镁，对心脏活动具有重要的调节作用，能很好地保护心血管系统，减少血液中胆固醇含量，防止动脉硬化，有利于预防高血压。但草虾嘌呤含量高，不适合痛风患者食用。

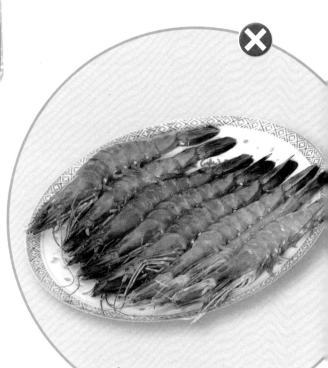

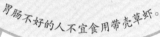

胃肠不好的人不宜食用带壳草虾。

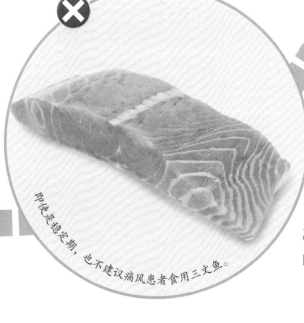

即使是稳定期，也不建议痛风患者食用三文鱼。

三文鱼

三文鱼营养丰富，含有丰富的不饱和脂肪酸，有助于降低血脂和血胆固醇含量。三文鱼还有助于增强脑功能，预防老年痴呆和视力减退，适合老年人食用。不过三文鱼的嘌呤含量高，不适合痛风患者食用。

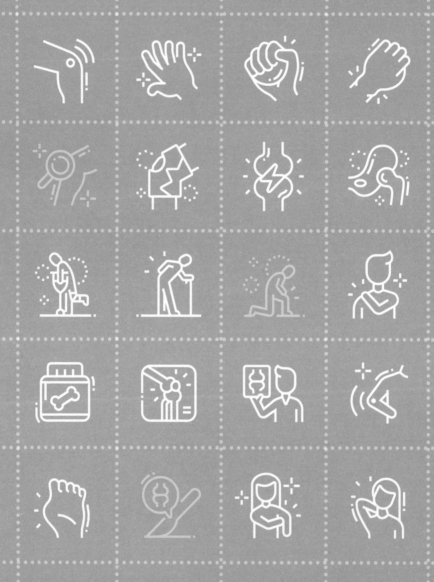

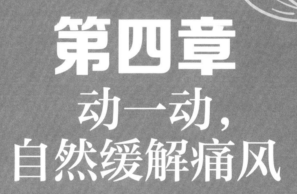

第四章
动一动，
自然缓解痛风

适当的运动不仅能增强体质，还有助于尿酸钠的排泄。运动应先从小运动量开始，再逐渐增加运动量。本章介绍了适合痛风患者的运动和需要注意的事项，让痛风患者运动得更科学、更安心。

痛风患者的运动原则

痛风患者除了要积极配合医生治疗、远离高嘌呤食物之外，也不能忽略运动调养的重要性。通过运动能增强体质，提高免疫力，提高关节忍受能力，避免肌肉和关节萎缩，有效缓解痛风。但是运动也要讲究原则，运动要合理、适当，效果才更好。如果有心脑血管疾病、糖尿病血管病变等多种疾病，要由医生综合评估患者病情后再指导患者运动。

✖ 不背着手走路、不退步走

走路晨练时，有人喜欢背着手走路，其实这样做不能充分活动身体的各部位肌肉，也不利于身体的放松。如果路上有小石子，或者走在坑洼的路面上，背着手就容易摔倒受伤。建议痛风患者在晨练走路时，最好挺胸抬头，微微收腹，自然摆臂。

还有不少人喜欢在晨练时选择退步走，但是在退步走的时候，特别容易在转颈时发生意外情况。所以建议痛风患者在晨练时尽量不要退步走，以免发生碰撞而引起痛风的发作。

晨练走路时，应该挺胸抬头，自然摆臂。

💡 小贴士

晨练后不宜睡回笼觉

■ 晨练过后，心跳和呼吸都会加快，肌肉也会因运动产生大量的乳酸。乳酸如果不消除，会抑制尿酸的排泄，从而可能会引起痛风急性发作。所以晨练后立即补觉不但不利于健康，还可能让人在白天感到身体疲乏、肌肉酸痛，甚至头痛。

补充水分： 若在气温较高时锻炼，需注意及时补充水分。

室内锻炼： 冬天可在室内做按摩，有助于促进血液循环。

❌ 避免在高温和寒冷天气时锻炼

痛风患者不宜在高温天气下锻炼，否则心跳和血液循环加快，肺部的通气量会增加，人体内的水分和盐分流失得也快，使尿液减少，从而影响尿酸排泄，容易引起痛风发作。另外，寒冷的冬天，温度相对较低，由于室内外温差较大，年纪稍大的患者体温调节功能较差，受到寒冷刺激后，易引发心脑血管疾病。而且，在低温条件下锻炼，身体各部位关节比较僵硬，运动时易受到损伤，对痛风患者来说是大忌。所以建议年龄较大的痛风患者在冬天不要在室外长时间锻炼。

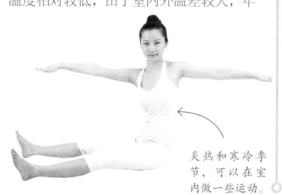

炎热和寒冷季节，可以在室内做一些运动。

❌ 不宜做剧烈活动

马拉松、拳击等强度大、时间长的剧烈运动会使痛风患者出汗增加，血容量、肾血流量减少，尿酸、肌酸等排泄减少，易出现高尿酸血症。另外，剧烈运动后体内乳酸增加，会抑制尿酸排泄，使血尿酸水平暂时升高。所以，痛风患者不宜做剧烈运动。

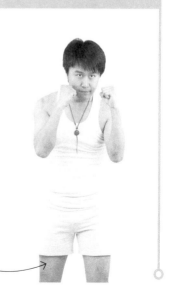

拳击运动过于剧烈，不适合痛风患者。

适宜痛风患者的运动
散步

　　痛风患者应该寻求一种合适的锻炼和休闲方式，散步是个不错的选择。

散步诀窍

✓ 散步之前，全身要自然放松，可适当地活动一下肢体，调匀呼吸。

✓ 散步时，宜从容和缓，不宜匆忙，更不宜使琐事充满头脑。

✓ 散步宜循序渐进，量力而为。

散步时长

刚开始锻炼时，可以每天走或者隔天走，每次走 15 分钟，等身体完全适应之后，再逐步增加运动量，延长至 30 分钟。痛风患者要视个人身体状态量力而行。

饭后散步，有利于胃肠蠕动，促进消化。

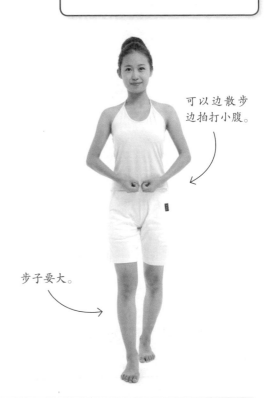

可以边散步边拍打小腹。

步子要大。

📋 散步注意事项

散步时可以做哪些辅助运动

散步的同时可以进行有节奏地摆臂扩胸、捶打腰背、揉摩胸腹等动作，有利于疏通气血，降低血尿酸。

要甩开胳膊大步跨

只有步子迈大、胳膊甩开，才能调节全身各器官的功能，促进新陈代谢。

掌握好时间

1.散步宜在清晨和饭后 30 分钟左右进行，每天 2~3 次。

2.养成习惯之后，每次散步时间可逐渐增加。

慢跑

慢跑可以加速新陈代谢，有利于尿酸的排泄，对痛风患者降低尿酸有一定的帮助。不过，慢跑要控制好度，以跑后不疲劳和肌肉不酸痛为宜。

慢跑诀窍

✓ 跑前宜热身5~10分钟。
✓ 每天跑步控制在40分钟以内为宜，每周3~5天。
✓ 跑步时步幅和动作不要过大。

慢跑方法

两手握拳，身体自然放松，抬头、收腹、挺胸，跑步时尽可能采取腹部深呼吸，吸气时将腹部鼓起，呼气时收腹，双臂自然摆动。

双手半握拳。

经常慢跑可以帮助提高身体免疫力。

身体自然放松，速度不要太快。

📑 慢跑注意事项

慢跑前的准备

1. 慢跑前要活动手腕、脚腕以及踝关节。
2. 尽量在平坦的路上跑。

慢跑完注意事项

跑完后建议做肌肉拉伸，防止肌肉酸痛。

特殊人群慢跑注意事项

伴有高血压的痛风患者不宜在晨起及血压不稳定的时候慢跑。

甩手运动

甩手又称"甩手功"，是由古代的达摩易筋经演变而来。甩手运动可以活动手指、手掌、手腕的筋脉，使气血良好循环。

甩手诀窍

✓ 用三分力量向前甩，用七分力量向后甩。

✓ 要轻松自然，速度不要过快。

✓ 刚开始可以练得少一些，然后慢慢增加次数。

甩手运动如何做

眼睛向前，自然站立，两脚分开，与肩同宽，胳膊伸直自然下垂，然后来回前后甩动。向前甩，脚尖着地；向后甩，脚跟顿地，如此反复甩手。每分钟60次左右，长期坚持，对防治痛风反复发作很有益处。

痛风患者多甩手，能疏通经络，行气活血。

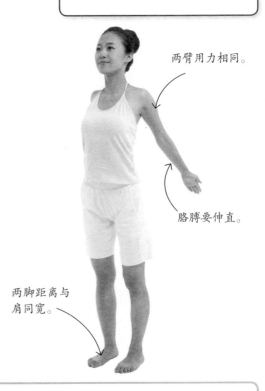

两臂用力相同。

胳膊要伸直。

两脚距离与肩同宽。

🔖 甩手运动注意事项

甩手分人群

甩手运动对痛风患者有好处，但是并非每个痛风患者都能做。儿童痛风患者由于骨骼没有发育完全，故不适合做甩手运动；不能自理的老年人也不能做甩手运动，以免骨头太硬而伤害到关节。

选择甩手运动的时间

不拘时间，早晚都可练习，但要注意的是，做甩手运动时，以空腹为宜，如果在饭后运动，则须两三个小时之后，以免引起胃肠不适。

不受场地限制

做甩手运动不受场地限制，可以随时随地进行。可以在室内进行，也可以在室外进行。

摆腿

摆腿是器械体操动作的基本术语之一，指腿向前、后、左、右的钟摆式动作。摆腿包括挥摆、摆越、交叉等，有利于下肢肌肉与关节保健，增加腿脚行走时的平衡性与灵活性，长期坚持有助于促进尿酸排泄。

摆腿如何做

取一把平稳的椅子，坐在椅子上，前后摆动腿，尽量每次都摆动到最大幅度，然后腿向外伸展、内收摆动数下，左右腿交替进行。每次活动 5~10 分钟为宜。

护腿要点

✓ 不跷二郎腿，以免腿部血液循环受阻。

✓ 注意腿部保暖，以免着凉导致血液循环缓慢，从而增加骨质疏松的风险。

适度摆腿能促进血液循环，增强腿部力量和关节韧带的柔韧性。

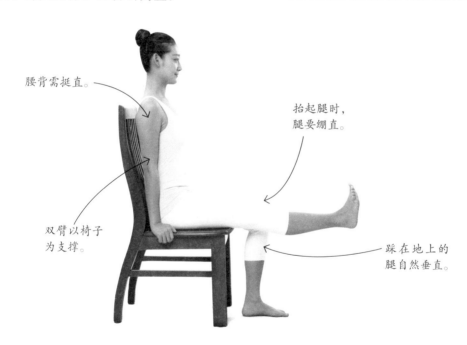

腰背需挺直。

抬起腿时，腿要绷直。

双臂以椅子为支撑。

踩在地上的腿自然垂直。

摆腿注意事项

准备活动
锻炼之前活动一下四肢，然后用双手握住一侧脚腕，自下往上揉搓。

老年痛风患者
老年痛风患者的平衡性、协调性会下降，动作宜和缓，量力而行。

打太极拳

　　中医有云"不通则痛"，归根结底，痛风的形成在于代谢不畅，痛风的治疗在于有效打破这种障碍，从而令身体代谢能够正常运行。太极拳是全身性的运动，讲究周身的协调，非常有助于调节内部循环。每天坚持 1 小时的太极拳锻炼，有利于控制病情。

打太极拳诀窍

✓ 打太极拳时，要特别注意运用腰脊带动四肢进行活动，四肢要转动自如，避免摇摆。

✓ 要深长呼吸，心平气和，心无杂念。

打太极拳要坚持

练习太极拳讲究"千遍熟，万遍精"，不可能一蹴而就，也不可能在短时期内显现效果，需要至少坚持数月甚至数年方有效果。学习太极拳贵在坚持，切不可急于求成。

打太极拳可以增强呼吸功能，改善血液循环，引导情绪稳定。

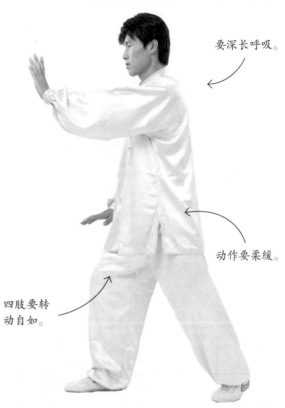

要深长呼吸。

动作要柔缓。

四肢要转动自如。

打太极拳注意事项

要选好场地

可选在环境幽静、空气清新的树林边、草坪、公园或广场等场所来进行锻炼，且最好结伴而行。

打太极拳要衣着宽松

练太极拳切记上衣和裤子不宜穿得过紧，裤带也要扣得宽紧适度；鞋要穿得舒适。

初次练习注意事项

初次学习太极拳的中老年人，常会感到两腿酸疼。每次锻炼的时间、次数应因人而异，视自身的实际情况酌定。

做瑜伽

瑜伽可以使关节得到很好的锻炼。通过练习瑜伽来进行痛风调养，主要是通过转动各处关节，使其柔软，具有弹性，减少骨与骨之间的摩擦，长期坚持有助于减少痛风及痛风性关节炎的发作。瑜伽的作用就是活动关节，从而可在一定程度上减轻痛风给关节带来的伤害。

练瑜伽要因人而异

每个初学者的柔软度、耐力及学习能力各有不同。练习瑜伽时应该按照个人情况量力而为，切勿急于求成，盲目练习高难度的瑜伽动作，否则只会增加受伤的机会，反而起不到应有的锻炼效果。

做瑜伽诀窍

✓ 瑜伽在进餐后3小时左右练习为宜。

✓ 要做好充分的热身准备，以防筋骨拉伤。

✓ 保证练习环境安静通风。

做瑜伽有助于舒缓心情，放松全身，使人心平气和。

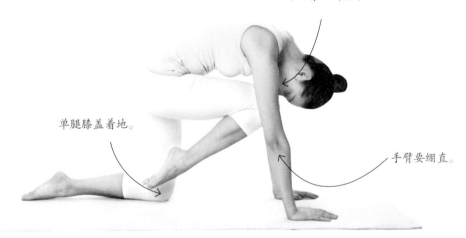

下巴紧贴膝盖。

单腿膝盖着地。

手臂要绷直。

做瑜伽注意事项

不要勉强完成高难度动作
瑜伽中有很多高难度动作，完不成也不要勉强，尽力即可。

不要操之过急
瑜伽练习的每一步骤要谨慎从事，不可操之过急，练习过程中要尽量舒缓。

要长期坚持
通过瑜伽来缓解痛风不可能一两天就见效，要长期坚持才有成效。

跳舞

跳舞是在音乐的伴奏下进行的有节奏的全身运动。音乐与舞蹈的有机结合，肢体与肌肉的规则运动，不仅可以疏通经络，还能滑利关节，对缓解痛风患者常有的关节疼痛非常有帮助。

跳舞窍门

✓ 跳舞之前可先把腿、腰、胯等部位的关节伸展开，以免扭伤。

✓ 要从基础的舞蹈动作开始学习，循序渐进。

✓ 掌握好跳舞节奏，不宜太快，要舒缓、柔和。

跳舞前的准备

跳舞前一定要做好热身活动，热身活动其实就是让身体各个部位"热起来"，这样跳舞时才不容易受伤。

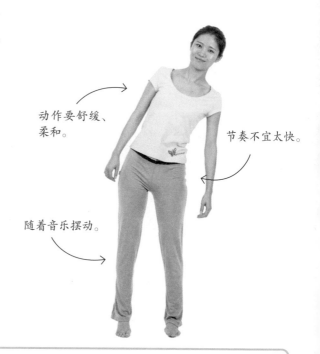

动作要舒缓、柔和。

节奏不宜太快。

随着音乐摆动。

经常跳舞能增强心肺功能，促进血液循环。

🈲 跳舞注意事项

选择合适的舞蹈

痛风患者适宜选择轻松的交际舞，避免激烈的街舞和迪斯科等节奏性强、高强度的舞蹈动作。

跳舞场地选择

跳舞时要选择宽敞、空气新鲜的场地，人不宜过多。因为跳舞时，人体的耗氧量增多，新鲜的空气更有利于身体健康。

控制好跳舞时间

跳舞不能操之过急，一般跳舞的时间控制在 30 分钟左右为宜。

跳舞后要放松

跳完要休息一会儿，休息期间还可以轻轻拍打腿部肌肉，放松筋骨。

打乒乓球

　　在生活中，很多人会选择打乒乓球来锻炼身体。乒乓球是一项男女老少都可以选择的球类运动，表面上看是关于手的运动，但其实对步伐的要求也是很高的。打乒乓球也有助于活动腿部关节，对缓解痛风患者常见的关节疼痛有帮助。

打乒乓球诀窍

击球时，手臂要放松，要有用腰转动打球的感觉，主动去击打球，同时腰部要放松，身体重心也要放低。

打乒乓球容易坚持

运动贵在坚持，有些户外运动往往受天气影响难以持之以恒。乒乓球可以在室内进行，且占地空间少，算得上是一种全天候的运动项目，所以更容易坚持。痛风患者如果能做到持之以恒地运动，对缓解痛风会非常有帮助。

经常打乒乓球不但能锻炼身体，还会使人精力充沛。

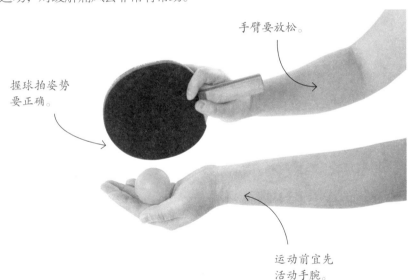

握球拍姿势要正确。

手臂要放松。

运动前宜先活动手腕。

打乒乓球注意事项

打乒乓球前准备
打乒乓球前宜先活动一下踝关节和膝关节。

打乒乓球时间控制
一般来说，痛风患者在打1小时乒乓球后，应该休息15分钟。

打球结束后怎么做
练习结束后，将两臂向上，向对侧拉伸，并做扩胸运动等进行调整。

游泳

游泳是一项全身性的运动,由于水有浮力,减少了在地面运动时对骨骼的冲击力,尤其适合痛风患者。经常游泳不仅可以提高肺活量,增强肌肉力量,还可以塑形和减肥。

选择好环境

✓ 下水前要观察游泳处的环境,若有危险警告,则不能在此游泳。

✓ 不要在地理环境不清楚的地方游泳。有些地方的水深浅不一,水中可能有伤人的障碍物,很不安全。

初学游泳的方法

初学游泳的人很担心水呛入口中和鼻子中。在学游泳时可以先尝试在浅水区域用鼻孔吹气的方式,感受一下头没在水中的感觉。憋气入水的时候,水是不容易进入鼻孔的,所以多尝试水下憋气,有利于快速掌握水性。

长期坚持游泳,有助于增强耐力以及免疫力。

双手同时向外后方划。

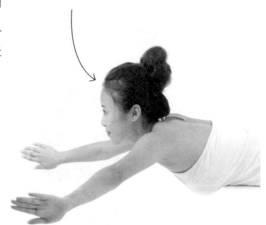

🀥游泳注意事项

不要在饭前游泳
饭前游泳易感到体力不支,可能会虚脱,特别是低血糖患者更不宜饭前游泳。

携带好游泳圈
不宜前往水域比较深的场所。游泳技术不是很好的人,要记得带上游泳圈类的辅助工具,最好与游泳技术好者结伴同行。

游泳时间不宜太长
在水里浸泡时间过久后,会感觉很不舒服,所以,游泳的时间不宜过久,1个小时以内为宜。

站桩

站桩是太极拳等拳法的基本功，也是强身健体的重要方法。通过站桩的锻炼，可以疏通经络、行气活血，人体气血通畅了，对于缓解痛风症状也有帮助。

站桩诀窍

✓ 练习站桩时，腿的弯度可根据自己的承受力来掌握。

✓ 练习时重心要逐渐放低，上身要挺直，头部尽量放松。

✓ 屈膝时膝盖不过脚尖，脚部位的重心在脚心，这样才能站得稳。

站桩时衣着的选择

在站桩的时候对于衣着的选择也需要小心，穿的衣服要宽松。只有穿着宽松的衣服才能更好地进行站桩，切忌衣服特别紧。

痛风伴有冠心病的患者不宜过度练习。

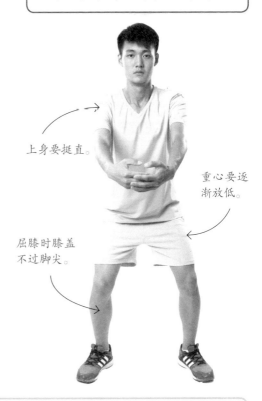

上身要挺直。

重心要逐渐放低。

屈膝时膝盖不过脚尖。

📋 站桩注意事项

站桩时间的选择

在进行站桩锻炼时，尽量错开吃饭时间，至少要和吃饭时间间隔30分钟。

选好站桩环境

尽量避免在电风扇下和空调房里练习站桩，以免感染风寒。在没有冷风、空气清新的自然环境下站桩，效果更佳。

站桩结束后注意事项

1. 练习结束后，要擦干汗水，不能立即去洗澡，结束30分钟以后再洗澡。

2. 练习结束后至少30分钟内不可以喝冰水，尤其是在夏天。

打羽毛球

打羽毛球可增加上肢、下肢和腰部肌肉的力量，加快全身的血液循环。对于痛风患者来说，每天打 20~30 分钟的羽毛球，有利于舒展关节，对强健身体很有帮助。

打羽毛球的方法

打接发球的准备姿势为"以右手握拍为准"，通常左脚在前，右脚在后，侧身对网，重心在前脚上，膝关节弯曲，后脚跟稍提起，收腹含胸。

尽量确定每周固定的练习次数，并持之以恒。

哪些人不适合打羽毛球

✓ 患有青光眼的人本身眼压就高，在接球的时候头部反复扭转，会使眼压升高，加重病情。

✓ 患有膝关节炎的人不宜打羽毛球，可能会导致膝盖受伤。

✓ 痛风伴有高血压、冠心病等疾病的人，不宜打羽毛球。剧烈运动会加重心脏负担，加重病情。

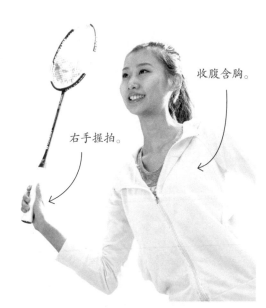

收腹含胸。

右手握拍。

📋 打羽毛球注意事项

打羽毛球前的准备	疲惫时不宜打球	打球后注意事项
在打羽毛球之前，一定要进行热身，避免因突然的运动压力而导致身体受损。	在身体极为疲惫时不宜打球，此时身体各部分的肌肉组织已经十分疲惫，盲目坚持容易受伤。	在休息或者结束时应拿毛巾及时擦汗，避免冷气渗入关节得关节炎，同时也要注意预防感冒。

爬楼梯

　　因工作、学习没时间，很多人经常缺乏锻炼，爬楼梯则是较为简单的锻炼方式之一。爬楼梯是全身性的活动，可增强肌肉活动能力，对痛风患者非常有益。

爬楼梯诀窍

✓ 爬楼梯时速度要慢，一般以不感到紧张和吃力为原则。

✓ 每爬1~2层楼梯后，可以先歇一会儿，然后再继续爬。

✓ 每次锻炼时间控制在15~20分钟为宜。开始锻炼时，速度不要过快。

爬楼梯方法

刚开始爬楼梯时，频率很重要，不可快慢不一，最好保持匀速，不要求快。另外，爬楼梯重要的就是坚持，如果做不到天天爬，一周坚持3次以上，对身体也是很有好处的。对于痛风合并肥胖的人群来说，坚持爬楼梯还有助于减肥。

上下楼梯时，宜穿运动鞋或是软底鞋。

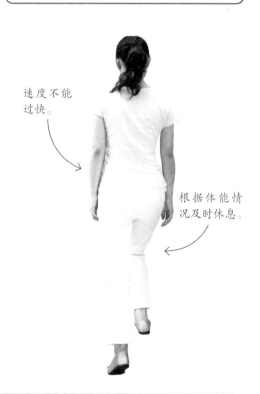

速度不能过快。

根据体能情况及时休息。

📑 爬楼梯注意事项

痛风急性发作期不可爬楼梯

对于痛风患者来说，在痛风急性发作期最好不要爬楼梯，避免损伤关节。

爬楼梯禁忌

感觉口渴或饥饿时不要爬楼梯。高血压、冠心病患者不宜爬楼梯。

爬完楼梯后要放松

爬完楼梯后需进行腿部肌肉放松活动。不要一到目的地就坐下，应该伸伸腿，揉揉小腿肚，使身体得到放松。

跳绳

　　跳绳是一项全身性的运动。长期坚持跳绳，能增强人体心血管、呼吸和神经系统的功能。对于痛风患者来说，经常跳绳有助于促进尿酸排泄，而且能够预防关节僵硬畸形，但是要注意频率和强度。

跳绳方法

双手握紧绳子的两端，向前甩动绳子，同时双脚往上起跳，离开地面，让绳子从脚下经过。每次跳完 30 下后可稍微休息一会儿，然后再继续进行。

> 跳绳只适合于痛风缓解期，
> 急性发作时不宜跳绳。

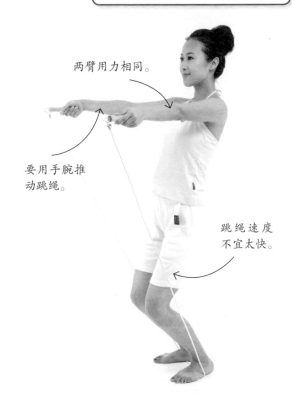

跳绳诀窍

- ✓ 跳绳时要用前脚掌起跳和落地，切记不要用全脚或脚跟落地，以免脑部受到震动。
- ✓ 当跃起时，不要极度弯曲身体，要成自然弯曲的姿势。
- ✓ 跳绳时，呼吸要自然有节奏。

两臂用力相同。

要用手腕推动跳绳。

跳绳速度不宜太快。

跳绳注意事项

跳绳前做好准备
跳绳是一项比较剧烈的运动，练习前一定要做好身体各部位的准备运动，且运动时间不宜过久。

选好合适的鞋
跳绳时应穿质地轻软的高帮鞋，避免脚踝受伤。

选好场地
宜选择软硬适中的运动场地，切莫在硬性水泥地上跳绳，以免损伤关节。

痛风关节操

痛风患者平时可以尝试做痛风关节操。痛风关节操虽然很简单，但对痛风患者的帮助却非常大。痛风患者通过痛风保健操，可加速结晶溶解，帮助尿酸排出，缓解痛风。

做痛风操方法

1. 腕关节操。双掌十指交叉握拳，顺时针转动10圈，再逆时针转动10圈。
2. 踝关节操。踝关节屈曲、伸展及两侧旋转。
3. 膝髋关节操。下蹲与向前抬腿。每个动作重复10~15次。

做痛风关节操前要热身

做痛风关节操之前，应该做好"准备工作"，也就是热身，时间为5分钟左右。热身的目的是让关节及关节周围组织、肌肉等活动起来，避免在接下来的运动中受伤。

长期坚持有助于舒筋活血、通利关节，可改善痛风引起的关节肿胀、疼痛。

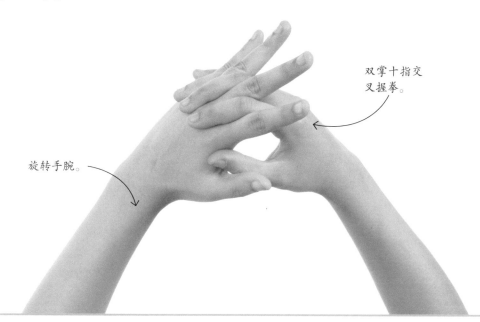

双掌十指交叉握拳。

旋转手腕。

做痛风关节操注意事项

哪些情况下不宜练习
如果关节出现明显的疼痛、肿胀，则不宜进行练习。

哪个时期适合练习
痛风关节操适用于痛风缓解期，急性期应卧床休息。

做操重在长期坚持
经常做痛风关节操，能减少关节处尿酸沉积，但要注意长期坚持才会有效。

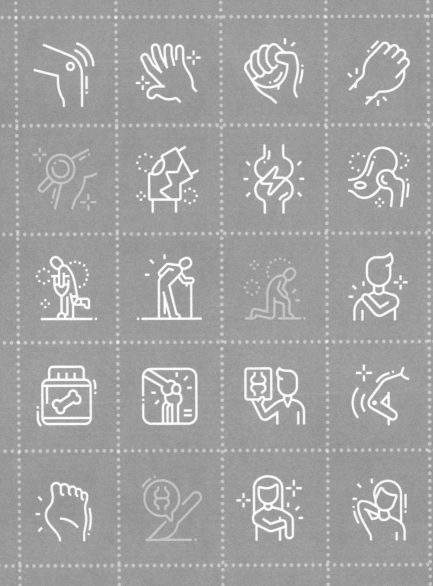

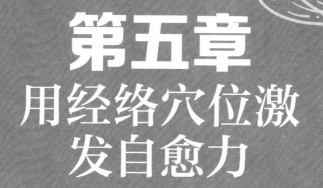

第五章
用经络穴位激发自愈力

　　运用经络穴位治疗痛风是中医学独具特色的自然疗法，主要针对脾经和胃经进行调理，起健脾、和胃、利湿的作用。脾胃运化正常了，引起痛风的嘌呤代谢产物便可以及时排出体外，不再累积于体内损害身体健康。中医常用的按摩、艾灸、刮痧等方法，长期坚持可使经络畅通，促使尿酸及时排泄，对调理痛风有好处。

按揉地五会穴

地，土地；五，五个；会，会合。地在下，指足部。足部胆经穴有五，本穴居其中。用拇指指腹按揉地五会穴 3~5 分钟，有助于缓解痛风患者下肢关节疼痛。

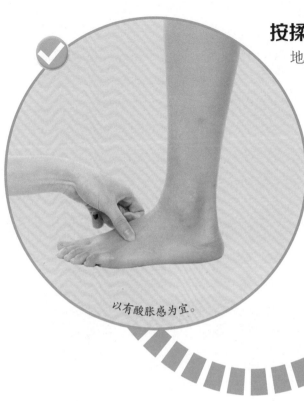

以有酸胀感为宜。

可两侧同时进行。

按一按，舒筋利节

在痛风缓解期，通过穴位按摩可以使经络疏通，促进机体代谢，使人体正常的生理代谢水平升高，有助于体内多余的尿酸排出体外，对于调理痛风有较好的效果。需要注意的是，在痛风的急性期不能进行按摩。

按压足三里穴

足，下肢；三，数词；里，古代有以里为寸之说。穴在下肢，位于犊鼻穴下 3 寸。用拇指指端按压足三里穴 100~200 次，有助于缓解痛风患者关节肿胀不适。

小贴士

如果小腿出现骨折、皮肤受损、肌肉拉伤等，则不宜对足三里穴进行按摩，以免加重伤情。

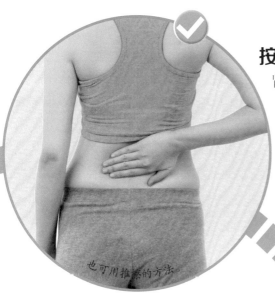

也可用推擦的方法。

按揉肾俞穴

肾，肾脏；俞，输注。穴在腰部，本穴是肾气转输于后背体表的部位。将双手搓热，用掌心按揉肾俞穴3~5分钟，力度可适当加重，有助于缓解痛风患者的不适。

按压三阴交穴

三阴，指足之三阴经；交，指交会与交接。穴在小腿内侧，内踝尖上3寸，胫骨内侧缘后际。用拇指指腹按压三阴交穴100~200次，有助于缓解痛风患者足部关节疼痛。

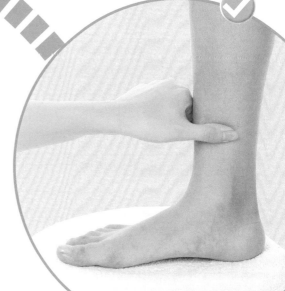

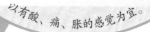

以有酸、痛、胀的感觉为宜。

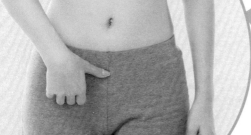

也可以用掌揉法。

按揉关元穴

关，关藏；元，元气。穴在脐下3寸，本穴为关藏人身元气之处。用拇指指腹置于关元穴，缓缓按揉3~5分钟，注意不可以过度用力。

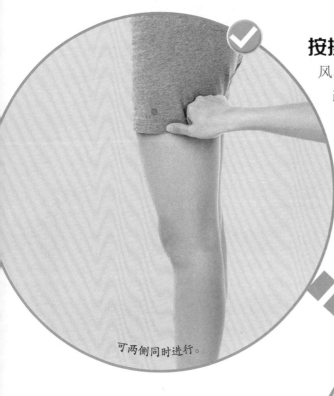

可两侧同时进行。

按揉风市穴

风，风气也；市，集市也。风市穴为疏散风邪之要穴，穴在大腿外侧中线上。用拇指指腹按揉风市穴，每次按揉 3~5 分钟，每日间隔按揉 2 次，可以起到疏风解表、运化水湿的作用，有助于缓解痛风性关节炎等症状。

按揉阳陵泉穴

阳，阴阳之阳；陵，丘陵；泉，水泉。外为阳，膝外侧腓骨小头隆起如陵，穴在其下陷中，犹如水泉。用拇指指腹按揉腿部的阳陵泉穴，每次按揉 3~5 分钟，可以起到通络散热、解痉止痛的作用，有助于减轻痛风引起的疼痛感。

按揉至有酸胀感为宜。

小贴士

按揉阳陵泉穴时要选择舒适的体位，按摩时以产生酸、麻、胀等感觉为宜。

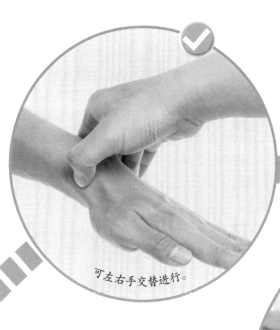

可左右手交替进行。

按揉列缺穴

列，指陈列、裂开；缺，指缺口、空隙。穴在腕部，腕掌侧远端横纹上1.5寸。

用拇指按揉列缺穴3~5分钟，有助于缓解痛风引起的关节不适。

按揉内关穴

内，内外之内；关，关隘。穴在前臂内侧要处，犹如关隘。用拇指按揉内关穴3~5分钟，有滋阴养血、理气止痛等功效，有助于减轻痛风引起的疼痛。

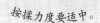

按揉力度要适中。

按揉肝俞穴

肝，肝脏；俞，输注。穴在背部，本穴是肝气转输于后背体表的部位。用拇指按揉肝俞穴3~5分钟，有助于排酸排毒，很好地改善痛风症状。

可左右两侧同时进行。

温和灸太冲穴

太，大；冲，重要部位。穴在足背，脉气盛大，为肝经要穴。点燃艾条，对准太冲穴温和灸 5~10 分钟，有助于缓解痛风患者小腿部关节疼痛。

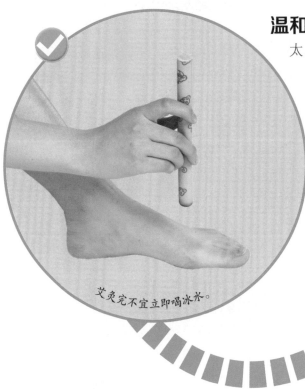

艾灸完不宜立即喝冰水。

可以左右侧交替进行。

灸一灸，祛寒除湿

艾灸治疗痛风属于中医治疗痛风方法的一种。艾灸治疗痛风主要以痛点和肿胀的部位作为施灸的重点，在痛风间歇期，利用艾灸灸治关节局部，可以起到活血化瘀的作用。但是要注意，在痛风关节炎的急性期不能进行艾灸。

温和灸复溜穴

复，同"伏"，深伏；溜，流动。穴居照海之上，在此指经气至"海"入而复出并继续溜注。点燃艾条，温和灸复溜穴 5~10 分钟，有助于缓解痛风患者脚踝部位关节的红肿疼痛。

小贴士

艾灸完复溜穴后，还可按揉复溜穴以增加疗效。这样更有助于促进血液流动畅通，缓解痛风。

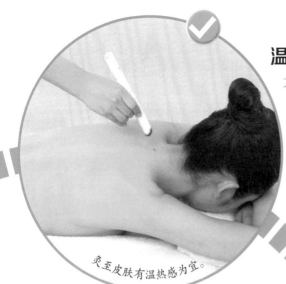

灸至皮肤有温热感为宜。

温和灸大椎穴

大，巨大；椎，椎骨。古称第一胸椎棘突为大椎，穴位在其上方，故名。点燃艾条，对准大椎穴温和灸 5~10 分钟，有助于缓解痛风患者关节肿胀。

温和灸手三里穴

手，上肢；三，数词；里，古代有以里为寸之说。穴在上肢，因距手臂肘端三寸，故名手三里穴。点燃艾条，对准手三里穴温和灸 5~10 分钟，有助于缓解痛风患者上肢关节疼痛。

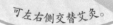

可左右侧交替艾灸。

艾灸后按揉合谷穴 3~5 分钟，效果更好。

温和灸合谷穴

合，结合；谷，山谷。穴在第 1、2 掌骨之间，局部呈山谷样凹陷，故名。点燃艾条温和灸合谷穴 5~10 分钟，有助于缓解痛风患者手部关节疼痛。

温和灸阳池穴

阳，阴阳之阳；池，池塘。穴在腕背凹陷中，经气至此如水入池塘。点燃艾条，对准阳池穴温和灸 5~10 分钟，可通经活络，有助于缓解痛风患者局部关节红肿疼痛。

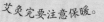

艾灸完要注意保暖。

小贴士

膻中穴还具有调理人体气机的功效，可用于一切气机不畅的病变，比如肺气不降之上逆、心之气血郁滞以及肝气郁结等。

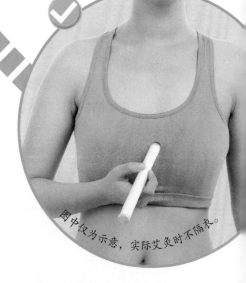

图中仅为示意，实际艾灸时不隔衣。

温和灸膻中穴

膻，袒露；中，中间。胸部袒露出的中间部位古称膻中，穴当其处，故名。点燃艾条，对准膻中穴温和灸 5~10 分钟，有助于促进痛风患者血液循环和尿酸排泄。

温和灸丰隆穴

丰，丰满；隆，隆盛。胃经谷气隆盛，至此处丰满溢出于大络。穴在小腿外侧，外踝尖上8寸，胫骨前肌的外缘。点燃艾条，对准丰隆穴温和灸5~10分钟，可除寒利湿、通经活络，有助于缓解痛风患者关节屈伸不利。

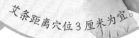

艾条距离穴位3厘米为宜。

温和灸命门穴

肾为生命之源，命门穴在两侧肾俞穴之间，相当于肾气出入之门户。点燃艾条，对准命门穴温和灸5~10分钟，有助于缓解痛风患者的不适。

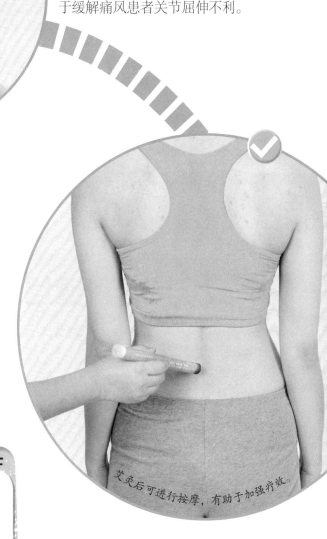

艾灸后可进行按摩，有助于加强疗效。

小贴士

艾灸结束后不宜立即洗澡，可以喝一杯温开水补充体液，2个小时以后才能洗澡，且要用温热的水。

刮拭肾俞穴

肾，肾脏；俞，输注。穴在腰部，本穴是肾气转输于后背体表的部位。在皮肤上涂抹刮痧油，手持刮痧板，用刮痧板的一侧刮拭肾俞穴 30~60 下，可刺激经络，有助于加速排出尿酸，缓解痛风症状。

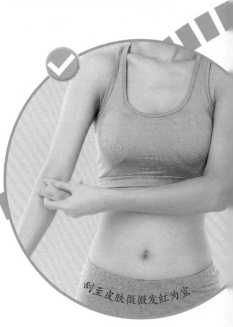

也可以采用俯卧位刮痧。

刮至皮肤微微发红为宜。

刮一刮，活血通络

痛风患者也是可以刮痧的，以刮背部、四肢等部位较为常见。刮痧可调节肌肉的收缩和舒张，促进刮拭组织周围的血液循环，对痛风患者病情的恢复有一定的辅助作用。

刮拭曲池穴

曲，弯曲；池，水的汇合之所。穴在肘臂屈曲时肘横纹端凹陷处，经气至此，如水入池。用刮痧板一侧从上向下刮拭曲池穴 30~60 下，有助于缓解痛风患者肘部关节疼痛。

小贴士

刮痧的时间最好在晨醒后和晚睡前进行，不要在过饥或过饱时进行刮拭。

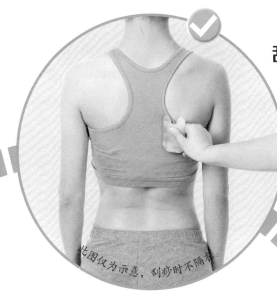

此图仅为示意，刮痧时不隔衣。

刮拭膈俞穴

膈，横膈；俞，输注。穴在背部，是膈气转输于后背体表的部位。在皮肤上涂抹刮痧油，手持刮痧板，在膈俞穴刮拭 30~60 下。关节疼痛肿胀不灵活的时候，可以刮拭膈俞穴，有助于散热活血、理气止痛。

刮拭肺俞穴

肺，肺脏；俞，输注。穴在上背部，本穴是肺气转输于后背体表的部位。在皮肤上涂抹刮痧油，用刮痧板一侧从上向下刮拭肺俞穴 30~60 下，可行血祛风，对缓解痛风患者不适有帮助。

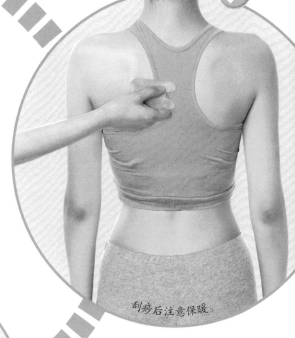

刮痧后注意保暖。

刮痧时要注意力度，避免将皮肤刮伤。

刮拭三焦俞穴

三焦，三焦腑；俞，输注。穴在腰部，本穴是三焦之气转输于后背体表的部位。在皮肤上涂抹刮痧油，手持刮痧板，用刮痧板的一侧刮拭三焦俞穴 30~60 下，以微微出痧为度，可改善局部血液循环，有助于缓解痛风症状。

刮拭血海穴

血，气血的血；海，海洋。穴在股前部，髌底内侧端上2寸，股内侧肌隆起处。在皮肤上涂抹刮痧油，用刮痧板一侧从上向下刮拭血海穴 30~60 下，可活血化瘀，有助于缓解痛风患者关节肿胀疼痛。

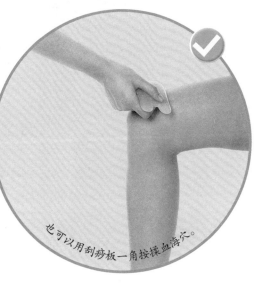

也可以用刮痧板一角按揉血海穴。

可左右侧交替进行。

刮拭昆仑穴

昆仑，山名。外踝高突，比作昆仑，穴在其后。在皮肤上涂抹刮痧油，用刮痧板一角按揉昆仑穴 3~5 分钟，有助于缓解痛风患者脚踝部关节红肿疼痛。

刮拭中封穴

中封穴在两踝之间，如土堆之中，是保养肾精的要穴。穴在内踝前，胫骨前肌腱的内侧缘凹陷处。在皮肤上涂抹刮痧油，用刮痧板一角按揉中封穴 3~5 分钟，有助于缓解痛风患者足内踝肿痛。

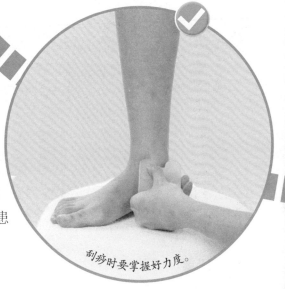

刮痧时要掌握好力度。

小贴士

刮痧时应避风，注意保暖。夏季高温时不可在电风扇处或有对流风处刮痧。

刮拭肩髃穴

肩，肩部；髃，隅角。穴在肩角部。在皮肤上涂抹刮痧油，用刮痧板一侧从上向下刮拭肩髃穴 30~60 下，每次以微微出痧为度，有助于缓解痛风患者上肢关节肿胀、疼痛。

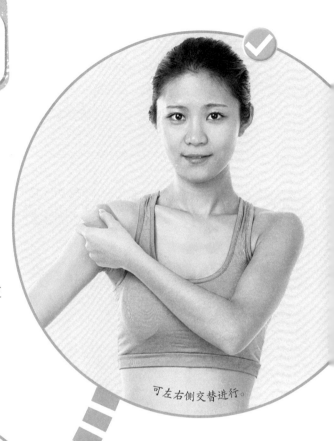

可左右侧交替进行。

刮至皮肤微微发红为宜。

刮拭肩贞穴

肩，肩部，指穴所在之部位；贞，第一。穴在肩关节后下方，腋后纹头直上 1 寸，为小肠经入肩的第一穴。在皮肤上涂抹刮痧油，用刮痧板的一侧从上向下刮拭肩贞穴 30~60 下，以微微出痧为度，有助于缓解痛风患者上肢关节疼痛。

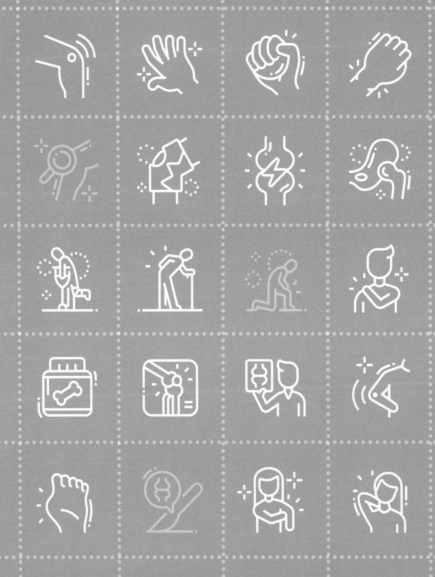

第六章
轻松度过痛风急性发作期

痛风急性发作时，不仅严重影响人体关节的功能，还会影响患者的日常活动。因此，患者要学会并掌握有效缓解疼痛的方法，及时止痛，这样才能轻松度过痛风急性发作期。

需要这样做

适量饮水

尿酸钠结晶沉积在关节及肾脏等部位会引起痛风，适量饮水可以促进尿酸钠的溶解。多喝水、多排尿，有助于尿酸加速排出体外。一般每日饮水至少超过 2 000 毫升，应根据不同的天气调整饮水，比如炎热的夏天出汗多，应适当增加饮水量。饮水量充分的标准是保证每日尿量在 2 000 毫升以上。

痛风患者饮水的原则

痛风患者不要暴饮，不要等到很渴的时候再想起饮水，要定时主动饮水。但需注意，当患有严重心功能不全、严重肾功能不全，特别是身体有明显水肿的情况时，要严格限制饮水量。总之，痛风患者应遵医嘱调整饮水量，以免加重心肾负担。

痛风患者也可喝茶，
但不宜喝浓茶。

何时喝水效果好

✓ 痛风患者饮水宜放在三餐之间。
✓ 应避免饭后大量饮水引起胃胀或影响消化。
✓ 也可在临睡前饮水，尤其对于有尿路结石者，夜间加喝一次水有利于结石排出。

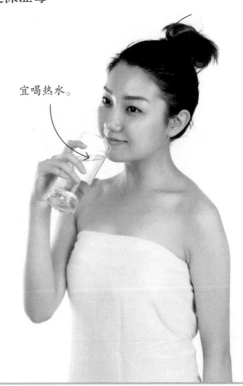

宜喝热水。

饮水注意事项

非急性发作期注意事项

非急性发作期一次饮水量不要超过 500 毫升。

痛风患者应饮用什么水

1. 宜喝热水，有利于排尿酸，水温以本人不出现不适感为宜。
2. 亦可用碱性绿叶菜汁代替。
3. 也可选弱碱性的天然矿泉水。

卧床，将患肢抬高

痛风急性发作时明显的症状就是感到疼痛，一般情况下，要先缓解疼痛。卧床，将患肢抬高与床面呈30°角，以利于静脉血的回流，减轻疼痛。急性痛风性关节炎若得不到及时有效的诊治，易转变成痛风反复发作或慢性痛风性关节炎。所以，在卧床休息的同时也需要遵医嘱服用药物进行治疗。

痛风急性发作期为什么不能运动

痛风急性发作时，关节会突然出现针刺样或刀割样的疼痛，同时伴有关节和软组织红肿，关节功能也会出现障碍。如果此时强忍着疼痛运动，可增加身体耗氧量，加快嘌呤生成速度，导致尿酸含量增高；另外，强忍着疼痛运动也会引起肢体疲劳，增加对关节的损害，增加尿酸钠结晶对身体的伤害，延长病程。所以，痛风急性发作时需要卧床休息。

> **结合药物治疗**
>
> 痛风急性发作的时候，患者在卧床休息时，可以在医生的指导下口服一些止痛的药物，这样更有助于缓解疼痛。

> 卧床休息时可以听音乐转移注意力。

可在小腿处垫个枕头。

尽量采取仰卧位。

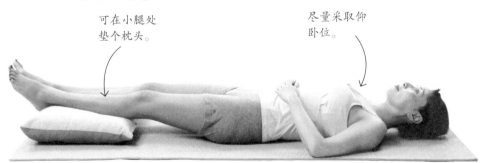

卧床注意事项

注意患肢保暖
尿酸钠结晶在温暖环境中的溶解度会增加，因此需注意患肢保暖。

卧床后何时能恢复活动
痛风急性发作时，患者应卧床休息，一般在关节疼痛缓解72小时后才可以活动。

卧床后缓解期该怎么做
1.缓解期可以进行散步、骑自行车等活动。
2.要进行低嘌呤饮食。

服用短效止痛药

痛风急性发作期主要需要抗炎、镇痛治疗。目前常用的药物有秋水仙碱、非甾体抗炎药、糖皮质激素三类，具体使用哪种药物，要遵从医生的指导。

哪类药不宜服用

尽量避免使用影响尿酸排泄的药物，如青霉素、四环素、大剂量噻嗪类利尿药、维生素 B_1、维生素 B_3 等。

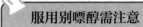

服用别嘌醇需注意

别嘌醇适用于慢性原发性或继发性痛风患者的治疗，也可用于反复发作性尿酸结石患者。但是，痛风急性发作时期，不宜新加服用别嘌醇，因为有可能加重或延长急性期的炎症。但如果痛风急性发作前就已经应用了别嘌醇，则可继续应用，剂量不变。

服药时一旦有不良反应，要立即停药并就医。

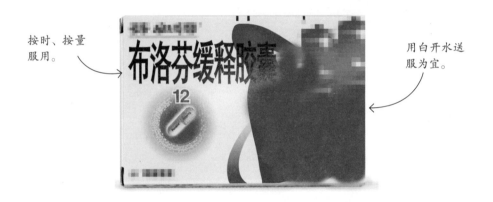

按时、按量服用。

布洛芬缓释胶囊

12

用白开水送服为宜。

📋 **服用短效止痛药注意事项**

不可擅自加大药物剂量

有患者会擅自加大降尿酸药物剂量。但这样一来，尿酸突然降低，会使尿酸钠结晶重新溶解，再次诱发并加重痛风性关节炎的症状。

不可擅自减药

有一些患者因为痛风药物有副作用而擅自减药或停药，这也是不可取的。

服药过程中注意事项

1.尽量在早晨服用，药效基本可以覆盖人体生成尿酸的时间段。

2.在服用降尿酸药物治疗过程中，需适量饮水，碱化尿液。

饮食调理痛风

痛风急性发作期的首要治疗目标就是及时、快速地缓解关节疼痛。这时，除了注意保养、服用药物外，还应积极调整饮食，缩短发病的时间。痛风急性发作期要饮食清淡，保证低脂低糖，食用低嘌呤的食物，以利于体内尿酸排泄。

> **禁食高嘌呤食物**
>
> 痛风急性发作期应忌食动物内脏和骨髓、沙丁鱼、带鱼、蚝、蛤、浓肉汤及菌藻等食物。

痛风急性发作期饮食原则

1. 要选用含嘌呤低的食物。

2. 肉类和鱼类都不能摄入。

3. 以牛奶和鸡蛋为蛋白质的主要来源。

4. 以碳水化合物补足能量的需要，主食以精米面为主。

5. 限制脂肪的摄入量，烹调要用植物油。

6. 进食碱性水果和蔬菜，促进尿酸排泄。

> 急性发作期应忌食高嘌呤食物、辛辣刺激性食物，不喝酒类及富含果糖的饮料。

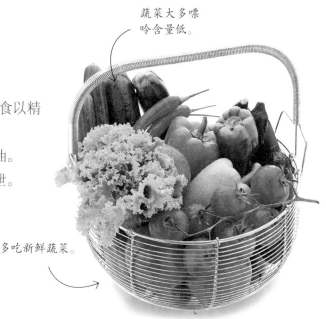

蔬菜大多嘌呤含量低。

多吃新鲜蔬菜。

📖 痛风急性发作期宜吃哪些食物

宜吃有助于消炎、止痛的食物
痛风急性发作时除了制动、抬高患肢等方法外，痛风患者还可以在饮食中寻找有助于消炎、止痛的食物。

宜吃利尿、消肿的食物
痛风急性发作期，发病的关节会红肿、发炎。除了靠药物消炎、止痛、消肿外，饮食中还应加入利尿、消水肿的食物。

宜吃固肾的食物
多吃些固肾的食物不仅可以有效控制痛风病情，同时还能保护肾脏。

宜吃行气活血、舒筋活络的食物
除了药物外，还需要多摄取一些行气活血、舒筋活络的食物来缓解痛风症状。

可用秋水仙碱缓解疼痛

　　秋水仙碱是目前治疗痛风急性发作的优选药物，要遵医嘱服用。痛风患者开始降尿酸治疗后，痛风急性发作频率升高。这个时候，如果低剂量口服秋水仙碱，可以减少痛风急性发作的概率。

哪些人群不宜服用秋水仙碱

秋水仙碱的毒性对本身就有肝脏和肾脏疾病的患者来说非常危险。所以，严重肝肾功能不全的患者应禁止服用。

痛风发作前服用效果更好

当痛风患者在有发作预感时，就服用秋水仙碱，可以有效预防痛风发作。如果痛风已经发作，此时不宜单用秋水仙碱，建议合并使用布洛芬、依托考昔等非甾体抗炎药。

如果血尿酸水平已达标，并且连续 3~6 个月没有发作，可咨询医生，调整治疗方案。

在急性发作早期应用效果好。

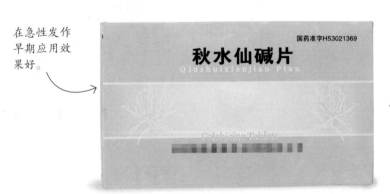

国药准字H53021369

秋水仙碱片
Qiushuixianjian Pian

Colchicine Tablets

一段时间不发作后即可停药。

📋 秋水仙碱的服用剂量

起效量等于中毒量

秋水仙碱的治疗剂量和中毒剂量非常接近。也就是说，秋水仙碱如果起效了，那么离中毒也就不远了。所以服药时要非常小心。

小剂量服用才安全

推荐用法是：先服 1 毫克，1 小时后再服 0.5 毫克，12 小时后开始规则用药，每天 2~3 片。慢性痛风患者，可每天配合口服 0.5~1 毫克秋水仙碱。

超过 70 岁用量要减半

超过 70 岁的痛风患者，在服用秋水仙碱时，会导致血药浓度升高，毒性变大。所以年龄超过 70 岁的老年患者，应根据肾功能情况来用药。

糖皮质激素控制

糖皮质激素具有抗炎、抗免疫、抗毒素的作用。对于痛风患者而言，仅用于痛风性关节炎急性发作期，秋水仙碱、非甾体抗炎药、糖皮质激素均可选用，但激素宜短期使用。具体用药，要遵从医生的指导。

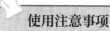

使用注意事项

激素停用后容易发生"反跳"现象，使原有症状加重，再加上激素其他的副作用，故不能将糖皮质激素类药物作为控制痛风发作的常规用药，只能将其作为辅助性药物使用。

糖皮质激素不可滥用

糖皮质激素在痛风急性发作期镇痛效果较好，对痛风急性关节炎具有快速缓解作用，但停药后容易复发。再加上长期使用激素易牵连人体的各个系统，比如会诱发或加重感染、高血压、动脉粥样硬化、骨质疏松等。为防止激素滥用及反复使用增加痛风石的发生率，糖皮质激素被列为二线镇痛药物。

痛风急性发作累及多关节、大关节或合并全身症状的患者，建议首选糖皮质激素治疗。

糖皮质激素分类

短效糖皮质激素	中效糖皮质激素	长效糖皮质激素
常用的有可的松或氢化可的松，主要适用于慢性肾上腺皮质功能不全的患者。	常用的有泼尼松，具有中等强度的抗炎作用，临床上用于治疗一些免疫性疾病，如类风湿性关节炎、红斑狼疮等。	常用的有地塞米松，具有较强的抗炎、抗免疫作用，但也会引起许多不良反应，要慎用。

用通络止痛的中成药涂抹

中成药是以中药材为原料，在中医药基本理论指导下，按规定的处方和方法加工制成一定的剂型，供临床医生辨证使用，或者患者可根据需要直接购买的一类药物。治疗痛风的中成药主要是外用中成药，针对痛风急性发作期局部关节红肿疼痛、行动受限的情况。

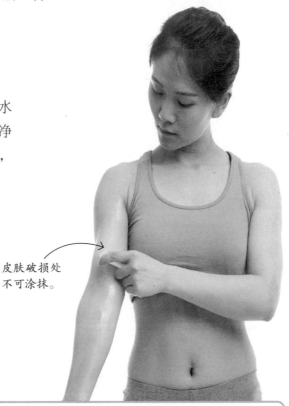

外用中成药注意事项

✓ 孕妇禁用。

✓ 涂药时要避开水疱处、破溃处。涂完可再覆盖一层纱布。

✓ 用药过程中要注意药物不良反应和用药禁忌。

用药前做好准备

在用外涂中成药的时候，可以先用热水清洗患处，然后再用酒精清洗，擦干净后，蘸取药液或者药膏直接涂抹在患处，以缓解局部疼痛症状。

即便是外用药，也需要咨询医生后再使用。

皮肤破损处不可涂抹。

外用中成药有哪些

跌打万花油

跌打万花油一般制成油剂，颜色偏黄，气味不浓烈，有辛香味，无皮肤刺激。其主要功能是止血止痛、消炎生肌、消肿散瘀、舒筋活络等。

冲和散

冲和散中的紫荆皮能逐血消肿；独活能动荡凝滞血脉；石菖蒲善破坚韧、破风消肿；白芷可祛风定痛；赤芍可生血活血、散瘀除痛。常用于痛风性关节炎。

活血止痛膏

活血止痛膏的药物组成较多，主要功能为活血止痛、舒筋通络，可治疗筋骨疼痛、肌肉麻痹、关节酸痛等症。

内服中成药止痛

痛风急性发作时，除了外涂药物外，也可内服中成药，有祛风化湿、化瘀祛痰、补益肝肾、通络止痛的功效，可以帮助痛风急性发作期的患者缓解痛苦。

> **服用中成药禁忌**
>
> ✓ 女性痛风患者月经期间不可服用。
> ✓ 服用药物期间不可食用辛辣、生冷、油腻的食物。

用药注意事项

以下所列举中成药，均是临床常用而有效的药物，因生产厂家及产地不同，可能存在剂型、剂量的差异。痛风患者在考虑服用时，需仔细查阅药品说明书，并咨询医生，遵医嘱使用，不可盲目乱用。

> 需按照说明书要求服用，不可擅自加大剂量。

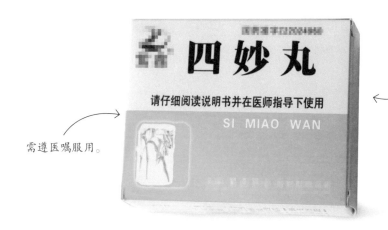

不可擅自加大剂量。

需遵医嘱服用。

📑 常用的内服中成药

四妙丸

四妙丸有清热燥湿、祛风除湿、化痰通络、理气止痛的功效，主治湿热痹阻型痛风。加味四妙散对湿热型痛风更加有效。

八珍益母丸

八珍益母丸为棕黑色的水蜜丸或黑褐色至黑色的大蜜丸，有补气益血、活血通络、祛风止痛的作用。可用于治疗血瘀痰阻型痛风。

独活寄生丸

独活寄生丸的主要功效是祛风湿、散寒邪、养肝肾、补气血、止痹痛，用于肝肾两亏、气血不足引起的风湿久痹、腰膝冷痛、关节不利等症。

不能这样做
痛风急性发作时不能进行按摩

　　按摩是指医生运用双手在患者身体的某些部位，施以不同的手法进行治疗的方法，是综合治疗痛风疾病的有效疗法之一。痛风急性发作时，主要表现为小关节的红肿热痛，在急性期最好避免局部按摩。

痛风缓解期可适当按摩

部分痛风患者在缓解期或者间歇期，会出现关节不舒服、酸困症状。这时可以配合适当的手法，让专业的医生推拿。

急性期为什么不能按摩

痛风性关节炎在急性发作时，局部红肿十分明显，组织的炎性反应也很剧烈，不适宜再接受外界的刺激性治疗。按摩会使局部的血流量增加及温度略升，反而可能会加重充血的程度，还可使局部的炎性疼痛更加严重。所以，在急性发作时是不宜施行按摩的。

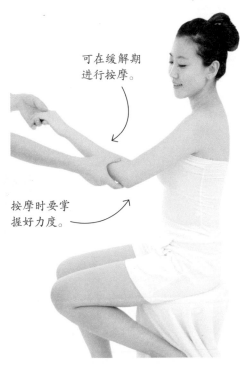

可在缓解期进行按摩。

按摩时要掌握好力度。

痛风急性发作期，理疗、针灸等也会使局部疼痛加重，不宜采用。

痛风缓解期按摩的好处

帮助排尿酸
按摩可提高痛风患者的新陈代谢，降低血尿酸；按摩直接作用于皮肤，能改善肌肉的营养代谢，增加肌肉组织对多余尿酸的吸收、利用、排泄。

活血止痛
按摩可活血止痛，有缓解和治疗血管神经并发症的作用。

提高人体免疫力
按摩有助于提高人体免疫力，达到扶正祛邪的效果，对痛风有较好的防治作用。

不要盲目使用偏方

从古至今，中医对痛风的治疗都有大量的经验可以借鉴，但最重要的莫过于辨证论治。医生不能不辨而治，患者更不能盲目求医，不能相信所谓的偏方，以免加重病情，使痛风更痛。

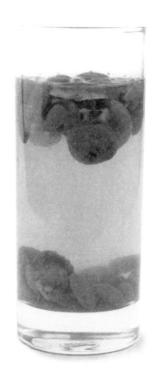

偏方不能盲目使用。

> **使用偏方会造成严重后果**
>
> 不可否认有些名家的经验方、保密方确有其独特之处。但如果这些方法的应用离开了中医的辨证论治和整体观念，就算再神奇的偏方也有可能带来严重的后果。

什么是偏方

偏方是来源于经验的非正常药方。现在，很多防病治病的良方妙药都来自人们对生活的总结和传承，而非医书的记载，这就是"偏方"。偏方是非正式医生所开的非正常药方，或非正常的治疗方法。

不辨证，直接使用偏方可能会使痛风更严重。

📠 中医怎么看痛风

中医将痛风归属为"痹症"范畴，"痹"即痹阻不通。综合性医书《丹溪心法》里面就有"痛风者，四肢百节走通"的论述。其发病原因有涉冷水、扇取凉、卧当风这些风、寒、湿的外邪；也有血受热、痰瘀滞、脾肾亏等一系列的内因；更多的时候是内外相合，寒热相乘而导致发病。所以治疗时一定要辨证施治，才会有效果。

不可盲目服用降尿酸药物

痛风急性发作时，许多痛风患者认为要先降尿酸，其实不然。在急性发作期如正在应用降尿酸药物，则继续应用。如未应用降尿酸药物，则不要立刻服用降尿酸药，否则可能会加重关节肿痛。

痛风患者在哪些情况下需要降尿酸

1. 对未合并慢性疾病的患者，血尿酸大于等于480 微摩尔 / 升时，可开始降尿酸药物治疗。

2. 血尿酸大于等于 420 微摩尔 / 升且合并下列任何情况之一时，可开始降尿酸药物治疗：痛风发作次数大于等于 2 次 / 年；有痛风石、慢性痛风性关节炎、肾结石、慢性肾脏疾病、高血压、糖尿病、血脂异常、脑梗死、冠心病、心力衰竭等；发病年龄小于 40 岁。

> **降尿酸的关键是长期控制**
>
> 血尿酸水平下降，并控制在一定范围内，痛风发作的频率会随之降低。血尿酸水平若能长期控制良好，不仅可使尿酸钠结晶溶解、晶体数量减少，同时还可避免新的结晶形成。

> 对于苯溴马隆、丙磺舒等排尿酸药，当患者有中重度肾功能不全或者肾结石时要禁止使用。

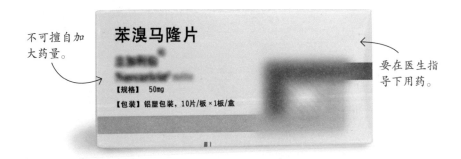

不可擅自加大药量。

苯溴马隆片

【规格】 50mg
【包装】铝塑包装，10片/板 × 1板/盒

要在医生指导下用药。

痛风间歇期是降尿酸的好时机

关节不痛也要及时服药

如果尿酸很高，即使关节不痛，也需要及时服用抑制尿酸生成或促进尿酸排泄类的药物，使体内血尿酸水平保持在正常范围内。

间歇期服药要注意

间歇期的治疗并不是发作结束后马上开始，而是需要等一段时间。这是因为如果在发作期或发作后立刻降低尿酸，可能会引发新一次的痛风发作。

一吃药就不能停药吗

如果很小剂量的药物就能使血尿酸水平持续达标，并且血压、血糖、血脂等代谢指标都得到改善，可在医生的指导下尝试停用降尿酸药物。

急性发作期不宜用热水泡脚

一直以来，人们都将泡脚视为一种非常健康的养生方式。双脚上存在着与各脏腑相对应的反射区和经络，经常泡脚，可以促进血液循环、改善睡眠，可谓好处多多。但是并不是每个人都适合泡脚，尤其是对于痛风患者，急性发作期泡脚，非但不能缓解疼痛，反而还会加重病情。

什么时候才能泡脚

要避免在痛风急性发作期用热水泡脚，应该在缓解期进行，这样对痛风性关节炎的恢复是有好处的。

为什么急性发作期不能泡脚

痛风急性发作时，受累关节部位红肿发热、疼痛难忍。这时候用热水泡脚会导致皮肤温度升高，局部血液循环加快，加重病变部位充血、水肿症状，非但不能止痛，反而可能会加重疼痛，所以痛风急性发作期不宜泡脚。

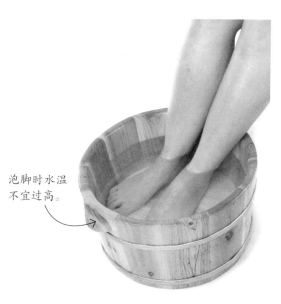

泡脚时水温
不宜过高。

痛风急性发作时也不能热敷，热敷会使血管扩张，加重局部肿胀和疼痛状况。

痛风缓解期泡脚注意事项

注意水温

痛风没有发作的时候，想要泡脚是可以的，但是水温不能过高。痛风患者泡脚时的水温以40℃为宜，不可过热，也不可过凉。

泡脚的时间

正常人泡脚可能在30分钟左右，但是痛风患者应尽量缩短泡脚时间，20分钟左右为宜，否则容易引起炎症反应，导致脚部充血和水肿。

泡脚后要擦干

泡脚后一定要擦干，如果有水一直在脚上，也可能引起痛风发作。所以应在泡脚后立即擦干，然后迅速穿上袜子。

痛风急性发作期不可以运动

在急性发作期，痛风起病较急，关节剧痛，数小时内症状发展至高峰。这时患者应卧床休息，抬高患肢并制动，避免受累关节负重，减轻关节的肿痛症状。待症状缓解后再进行运动，但要掌握方法和运动量，循序渐进。

发作间歇期可以运动吗

间歇期是痛风性关节炎反复急性发作之间的一种缓解状态，一般无明显后遗症。病情稳定后，患者可正常活动，可在空气清新的户外进行有氧运动，如散步、慢跑等。

痛风急性期为什么不能运动

首先，痛风引起的关节炎疼痛是其他关节炎都无法比拟的，疼痛非常剧烈，严重限制了患者运动。其次，运动会引起沉积在关节中的尿酸钠结晶不稳定而脱落，从而进一步加重急性期症状。所以痛风急性发作期是不适合运动的。

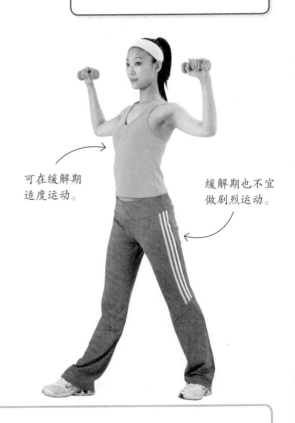

可在缓解期适度运动。

缓解期也不宜做剧烈运动。

痛风急性期不能运动，要卧床休息，尽量少活动。

痛风间歇期运动注意事项

可做一些中等强度运动

间歇期，痛风患者可以适量做一些运动。专家建议高尿酸患者可以选择中等强度的运动，比如慢跑、游泳、骑自行车、打太极拳等。

高强度运动不宜做

高强度运动如打篮球、踢足球、跑马拉松等剧烈运动是不建议做的，剧烈运动有诱发痛风急性发作的可能。

不宜吃海鲜等含嘌呤高的食物

对于痛风患者来说，一次性摄入大量海鲜易导致血尿酸水平突然升高。海鲜中嘌呤含量大多都不低，大量的摄入嘌呤以后，会引起体内血尿酸水平明显升高，对痛风患者病情不利。

痛风缓解期可吃低嘌呤海鲜

对痛风患者或患有高尿酸血症的人来说，可以有选择地食用海鲜，比如低嘌呤的海参、海蜇皮，中等嘌呤的鳗鱼等，在痛风间歇期也可以有选择地少量食用。

大部分海鲜是中高嘌呤食物

对于海鲜类食物，痛风急性发作期间应禁食，缓解期可少量食用。

带鱼、三文鱼、牡蛎等属于海鲜中嘌呤含量较高的食物，痛风患者不宜食用。

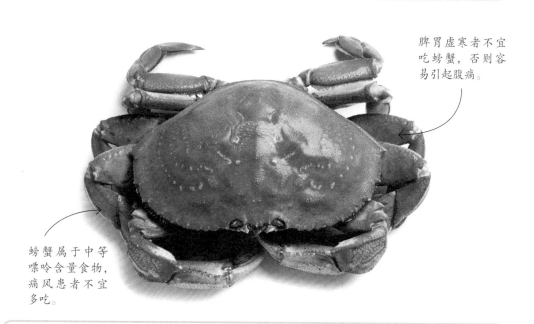

脾胃虚寒者不宜吃螃蟹，否则容易引起腹痛。

螃蟹属于中等嘌呤含量食物，痛风患者不宜多吃。

间歇期吃海鲜注意事项

吃海鲜尽量水煮
在食用海鲜时，应避免内脏及鱼皮的摄入，这两者嘌呤含量很高。

不宜喝海鲜汤
由于嘌呤易溶于水，导致汤汁中的嘌呤含量较高，所以不要喝海鲜汤。

吃海鲜时不宜喝啤酒
食用海鲜时应避免饮用啤酒，可以选择白开水或苏打水。

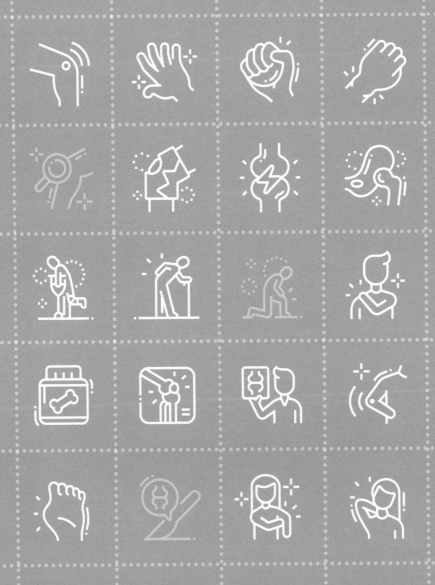

第七章
防止并发症
悄悄到来

　　痛风患者往往会并发一些慢性病，比如高血压、高脂血症、糖尿病以及肥胖症等。如果这些症状在日常生活中不注意控制，会使痛风患者的病情雪上加霜。本章从生活饮食方面列举了一些痛风并发症患者需要注意的事项，希望可以为广大读者带来一些实质性的帮助。

预防痛风石

对于病程较长，特别是病程超过 10 年，而且血尿酸水平长期得不到有效控制，经常出现痛风急性发作的患者，在关节周围软骨、肌腱及软组织或耳郭等处的皮下，可能会出现淡黄色或白色、大小不一的隆起赘生物（疙瘩），质地偏硬，状似圆形石子，医学上称之为"痛风石"。痛风石大小各异，沉积部位各不相同，治疗起来也要因人而异。

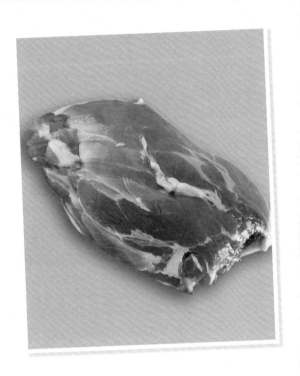

痛风患者应慎吃牛肉、羊肉等酸性食物。

了解痛风石的成因

痛风石的发生与高尿酸血症的持续时间长短呈正相关。痛风病史越长、高尿酸血症越严重者，痛风石的数量就越多，体积也就越大。相反，如果痛风患者血尿酸水平长期控制在正常范围内，则出现痛风石的机会就少，而且即便有体积也较小。

痛风石的检查方法：痛风患者或无症状高尿酸血症患者，应用关节超声、双能 CT 或 X 射线可以发现尿酸钠结晶沉积和痛风性骨侵蚀。

小贴士

痛风石的易发部位

■ 除中枢神经系统外，几乎在所有组织中均可形成痛风石，以耳郭、第 1 跖趾、手指和肘部等关节周围较为常见，常呈灰白色的硬结。

痛风石的数目及大小是反映痛风病情轻重、病程长短和血尿酸水平高低的一项直观标志。纠正高尿酸血症，才是预防或减少痛风石发生和发展的根本措施。

手术治疗痛风石

痛风石发生的部位不同，大小不同，治疗方法也不尽相同。一般而言，痛风石越大，对机体造成的损害就越严重，可考虑手术取石。①位于关节腔内的痛风石对关节的损坏较大，易导致关节畸形，应尽快手术取石。②位于心内、肾脏、角膜及眼球后的痛风石，可导致心律失常、肾功能不全、闭塞性青光眼及失明等严重后果，应尽快手术取石或肾脏排石。③位于关节周围较大的痛风石，可导致骨破坏，诱发和加重关节畸形，应尽快手术取石，以解除对关节的压迫。

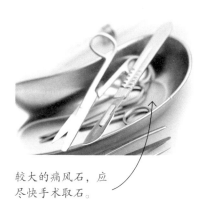

较大的痛风石，应尽快手术取石。

中药治疗痛风石

取滑石、薏米、蚕沙、赤小豆、连翘各15克，半夏、防己、山栀各12克，杏仁10克。混合后加水煮汤去渣服用，有清热利湿、通络止痛的功效。适用于关节肿胀、疼痛、灼热，夜间痛甚，心烦口燥，小便黄赤的痛风石患者。需在医生指导下，根据实际情况使用方剂。

吃中药治疗期间要戒烟、戒酒，多吃新鲜蔬菜和水果。

注意保护肾脏

尿酸在血中以尿酸钠的形式运行，当其在血液中的浓度超过其在血液中的溶解度时，过量的尿酸钠将形成结晶，在肾脏中沉积，导致肾脏损伤，称为"痛风性肾病"，简称"痛风肾"。高尿酸血症是导致痛风肾的重要原因，在高尿酸血症基础上诱发的高血压、肾结石等进一步加剧了痛风患者的肾脏损伤。因此，降尿酸治疗是痛风肾首要的治疗方向。

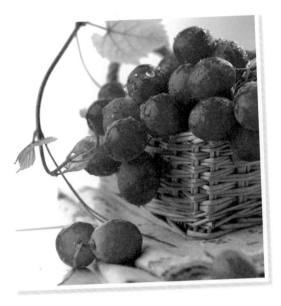

多吃紫色、黑色食物，对肾脏有好处。

多吃碱性食物

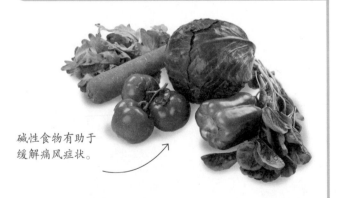

碱性食物有助于缓解痛风症状。

人体中一部分尿酸来源于食物。医生建议，降尿酸可以多吃碱性的食物，碱性的人体环境能提高尿酸钠溶解度，且这类食物多富含维生素 C，能促进组织内尿酸钠溶解，有利于尿酸排出。

小贴士

常见的碱性食物

■ 大多数的蔬菜属于碱性食物，患者适当补充，不仅有助于消化，更有助于尿酸溶解，帮助人体排泄尿酸，预防痛风。常见的碱性蔬菜有紫甘蓝、空心菜、苋菜等。

痛风患者蛋白质的摄入来源应以牛奶或脱脂奶粉、鸡蛋清、海参等具有优质蛋白质且低嘌呤的食物为主。

低蛋白、低嘌呤饮食

痛风合并肾病患者的一个特殊饮食要求就是"低蛋白",否则会加速肾功能衰竭的发展。摄入蛋白质的量应减少到每天每千克体重 0.6 克。比如一位痛风患者体重 60 千克,则其每天只能摄入 36 克左右的蛋白质。

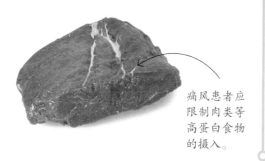

痛风患者应限制肉类等高蛋白食物的摄入。

尿量少者要适当限制饮水

痛风患者本应多饮水,以促进尿酸排泄,但肾功能不全时,多饮水会加重水肿和高血压。因此,尿量少者,应根据自身情况,在医生指导下制定饮水量。

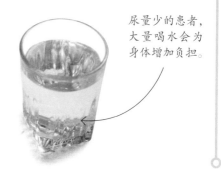

尿量少的患者,大量喝水会为身体增加负担。

水肿严重者要低盐甚至无盐饮食

肾功能不全且有高血压和水肿者,限盐须更加严格。每天食用的盐应为 2~3 克,是正常人的一半。而水肿严重者,每天食用的盐应低于 1 克,甚至无盐饮食。

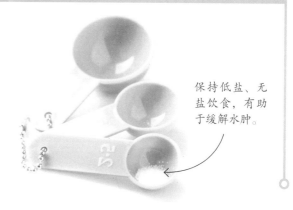

保持低盐、无盐饮食,有助于缓解水肿。

每天量血压

高血压常与痛风相伴发生，在高尿酸血症和痛风患者中，很多都合并高血压。所以在控制尿酸的同时，也要积极进行降压治疗。另外，还要在合理搭配饮食的基础上，再配合适量的运动，并养成良好的作息习惯，严格控制好痛风患者的血压。

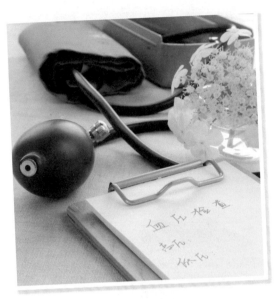

高血压患者可在每天清晨起来时测量血压。

限制钠盐的摄入量

限制钠盐的摄入是不可忽视的降压治疗措施之一，痛风并发高血压患者要严格控制钠盐的摄入量。正常人每天摄取钠盐的量应控制在 5 克以下，而痛风合并高血压患者每天的摄盐量最好控制在 2~4 克，在这范围内越少越好。

血压高的人群尤其要严格限制盐的摄入量。

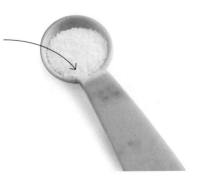

小贴士

少食用腌制品

■ 痛风合并高血压的患者在限制盐摄入量的同时，也要严格控制含钠高的腌制品如咸鱼、咸肉、咸菜和火腿的食用，同时还应注意不要摄入太多的酱油和味精，因为其中也含有较多的钠。

过多摄入蛋白质会使嘌呤的合成量增加，并且蛋白质代谢产生含氮物质，可引起血压波动。牛奶、鸡蛋嘌呤含量较低，可作为痛风合并高血压患者优质蛋白质的重要补充来源。

限制嘌呤的摄入量

痛风并发高血压的患者要控制嘌呤的摄入量。蛋白质摄取以脱脂或低脂奶制品、蛋类等为主。

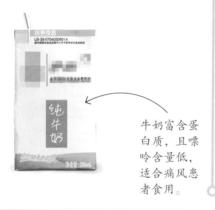

牛奶富含蛋白质，且嘌呤含量低，适合痛风患者食用。

尽量食用植物油

高血压患者宜适当食用植物脂肪，如豆油、芝麻油、花生油等。这些植物油富含多不饱和脂肪酸，对心脑血管可以起到很好的保护作用，缓冲因为血压升高对血管的损伤。

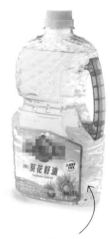

平时烹饪用油宜选用植物油。

多吃富含钾、钙的食物

钾可抑制肾小管对钠的吸收，并促进钠从尿液中排泄，对痛风并发高血压的患者有明显的降压作用。患者可以适当多吃木耳、土豆、青椒、西葫芦、冬瓜等富含钾的食物。

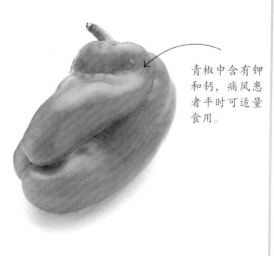

青椒中含有钾和钙，痛风患者平时可适量食用。

从饮食中摄入钙的量长期不足的话，也会出现因体内缺钙引发高血压的现象。痛风合并高血压的患者每天钙的摄入量应该保证在 800 毫克，除了从食物中摄取外，还可以考虑服用常规的钙补充剂。

防止并发
高脂血症

　　高脂血症主要是由于脂肪代谢运转异常致使体内一种或多种血脂浓度过高，是常见的痛风并发症之一。高脂血症是一种全身性的疾病，属血脂异常。痛风并发高脂血症的患者如果不能及时就医诊治，会导致病情恶化，严重时可引起肾功能衰竭等多种疾病。为了避免痛风并发高脂血症患者的病情加剧，建议患者及时就医治疗，同时还应当对饮食进行调整。

控制饱和脂肪酸的摄入量

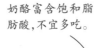

　　痛风并发高脂血症患者应少吃或不吃富含饱和脂肪酸的动物脂肪，如猪油、奶油、奶酪和肥肉等，尽量避免甜食的摄入。最好选择含不饱和脂肪酸的食物，可以起到降低胆固醇的作用。

奶酪富含饱和脂肪酸，不宜多吃。

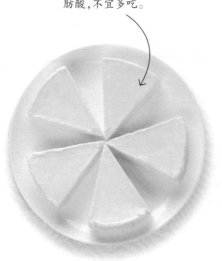

增加膳食纤维的摄入量

　　痛风并发高脂血症患者可以适当多食用富含膳食纤维的低嘌呤蔬菜，如胡萝卜、番茄、苦瓜、芹菜等，可起到降胆固醇的作用。另外，还应多选用一些富含纤维素的粗粮、谷薯类食物，如燕麦、玉米面等，有助于降血脂。

番茄富含膳食纤维，适合痛风患者食用。

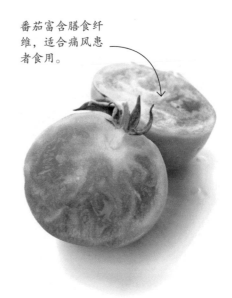

吸烟易使血液中胆固醇和甘油三酯含量增多，饮酒可能会导致体内血尿酸水平增高而诱发痛风。所以建议痛风并发高脂血症患者不要吸烟、饮酒。

以素食为主，搭配精瘦肉

人体脂肪的增加，主要来自饮食能量的过剩，所以高脂血症与饮食的关系较为密切。一定要限制食用高脂肪、高胆固醇类食物。痛风合并高脂血症的患者应以素食为主，搭配精瘦肉、动物血等。每天胆固醇摄入量不超过 200 毫克，一般每天吃不超过 250 克的精瘦肉就可以。还要增加多不饱和脂肪酸的摄入，如橄榄油、核桃等，有助于降低血液中胆固醇的含量。

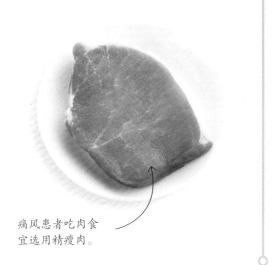

痛风患者吃肉食宜选用精瘦肉。

控制胆固醇的摄入量

痛风并发高脂血症的患者应选用每 100 克中含 100 毫克以下胆固醇的食物，慎食每 100 克中含 100~200 毫克胆固醇的食物，尽量不食用每 100 克中含量超过 200 毫克胆固醇的食物，如蛋黄、动物内脏等。

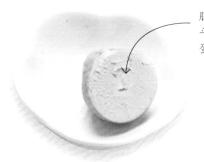

胆固醇高者平时要少吃蛋黄等食物。

小贴士

少吃蛋糕、奶昔等甜食

■ 市面上的甜食五花八门，如蛋糕、奶昔等。这类食物里面一般含有较多的人造脂肪（反式脂肪酸），不仅会引发血尿酸水平升高，还可转变为甘油三酯，加重痛风合并高脂血症患者的病情。

关注心脏健康

与正常人患冠心病相比较，痛风患者合并冠心病的发生率更高。有学者将高尿酸血症视为引起冠心病的危险因素之一，甚至有人称之为"痛风性心脏病"。但高尿酸血症是否可以作为引起冠心病的危险因素还存在争议。冠心病与痛风的病因都与患者的饮食不合理有密切的关系。因此，控制、调整、平衡患者的饮食是防治这些疾病的重要措施。

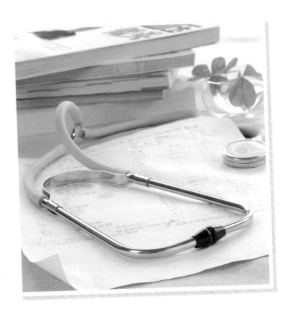

感到心脏不适时要及时去医院检查。

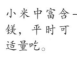 多吃富含镁的食物

镁是心脏的"保护神"，能阻止胆固醇的合成，防止由于冠状动脉痉挛和心律失常引起的猝死，同时可以预防心力衰竭、冠心病等。因此，患者在日常饮食中要注意镁的补充，平时可适量食用苋菜、菠菜、芹菜、小米等嘌呤含量不高又富含镁的食物。

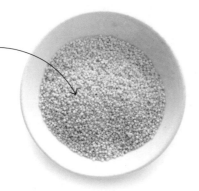

小米中富含镁，平时可适量吃。

小贴士

宜吃保护血管的食物

■ 冠心病患者的血管变窄堵塞，血液循环不畅，宜多吃一些保护血管的食物，如洋葱、大蒜、紫花苜蓿、燕麦、木耳等。

日常饮食中应多吃蔬菜水果，有助于降低患冠心病的风险。一般每人每天应摄入多种蔬菜 300~500 克，各种水果 200~400 克。

⊛ 少吃辛辣刺激性食物

痛风合并冠心病患者要少吃刺激性食物，如酒、咖啡、辛辣调味品等。尤其是辛辣食品对冠心病患者刺激非常大，可能会诱发心绞痛症状，严重时还容易造成心肌梗死。此外，刺激性的食物还会加重患者关节处的炎症。

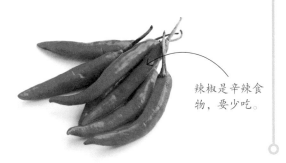

辣椒是辛辣食物，要少吃。

⊛ 忌营养比例失调

宜适当多吃些粗粮，以增加膳食纤维、维生素的摄入量。膳食中应控制富含胆固醇的食物摄入量，特别是动物内脏、脑等，胆固醇摄入量应控制在每日 300 毫克以下。每日蛋白质的含量以每千克体重不超过 1 克为宜。

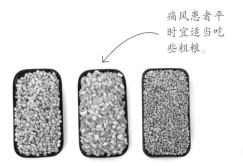

痛风患者平时宜适当吃些粗粮。

⊛ 洗澡时不要在热水中久泡

痛风合并冠心病患者应注意减少洗澡次数，且洗澡时间每次不应超过 15 分钟。时间越长，人体水分丢失越多，不利于尿酸排出。不要在热水中久泡，因为在热水的环境中，心、脑等脏器组织会有不同程度的缺血。洗完澡后，患者可以喝杯水，及时补充水分。

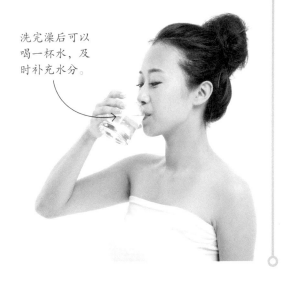

洗完澡后可以喝一杯水，及时补充水分。

控制血糖
稳定

糖尿病是常见的痛风并发症之一，主要以高血糖为特点，发病原因主要是由于遗传因素和免疫功能发生紊乱，导致胰岛功能减退，最终引发的一系列代谢紊乱综合征。高血糖是糖尿病的主要发病因素，而高尿酸是痛风的主要发病因素，痛风并发糖尿病患者在饮食上要严格控制糖分和嘌呤的摄入量。合理的饮食习惯对于痛风并发糖尿病的患者至关重要。

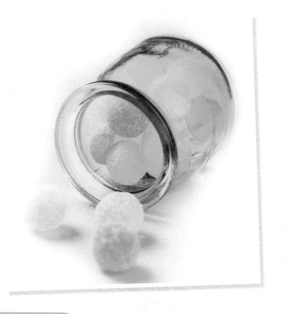

糖尿病患者要严格限制糖的摄入。

忌过量摄入碳水化合物

碳水化合物摄入过多不但会使血糖升高，诱发糖尿病，还会使身体肥胖。而肥胖会导致胰岛素抵抗，胰岛素抵抗又可能导致糖、脂质、嘌呤代谢失常，诱发或加重糖尿病、痛风、血脂紊乱等。所以，饮食上，痛风合并糖尿病患者应严格控制碳水化合物的摄入量，可以用粗粮来代替精制米面，更有助于控制血糖。

小贴士

如何选择主食

■ 痛风合并糖尿病患者应尽量选择粗粮米饭或杂粮馒头。如果选择面条，不要把面条煮得太软烂，以免食用后血糖升高过快。

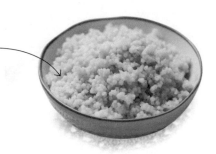

严格控制米饭、馒头、粥等碳水化合物的摄入。

　　痛风合并糖尿病的患者进餐时应先吃蔬菜，接着吃肉或鱼等荤菜，最后吃主食。一餐的食物种类尽量丰富一些，有助于减缓餐后血糖上升。

忌过量吃水果

　　水果中含有较多果糖，大量吃水果，摄入过多的果糖，对于血尿酸的控制是不利的。而且水果所含的糖分也不利于血糖的控制，进食过量会引起血糖升高。所以，痛风合并糖尿病患者吃水果时要严格限量。

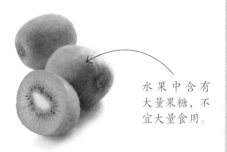

水果中含有大量果糖，不宜大量食用。

每餐吃七分饱就够

　　糖尿病饮食的重要原则是控制总热量的摄入，这与痛风饮食的原则毫不冲突。所以，高尿酸血症或痛风合并糖尿病时，一定不能吃多，每餐可吃七分饱。

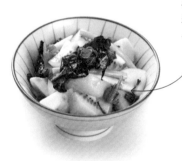

控制好每餐进食量，以七分饱为宜。

控制糖分和嘌呤摄入量

　　痛风并发糖尿病患者要严格控制糖分和嘌呤的摄入量。平时尽量食用含糖量低的低嘌呤食物，如芹菜、冬瓜等，最好不吃高嘌呤、高糖食物。选择水果时也应慎重，因为不少水果中都含有较多果糖和葡萄糖，食用后可能会造成血糖升高，不利于病情控制。

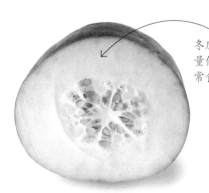

冬瓜嘌呤含量低，可经常食用。

控制理想体重，避免肥胖

　　肥胖既是痛风发病的危险因素，又是痛风发展的促进因素。肥胖者的血尿酸水平通常会高于正常人，若痛风合并肥胖，还会影响治疗效果。因此，肥胖者最核心的目标就是减重，比较常用的方法是控制高热量饮食并结合适量的运动。

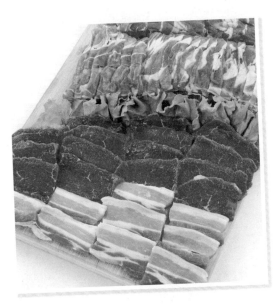

痛风患者要减少肉类食物的摄入，尤其是肥肉类。

饮食避免重口味

　　痛风患者在进行烹调时，要以葱、姜、蒜、醋等调味料代替油、盐、糖、酱料、鸡精等重口味调料，且量要少。重口味很下饭，所以调味清淡后，食欲能得到一定的控制，进食量也会有所减少。烹调方法宜以水煮、清蒸、清炒、凉拌、汆烫为主，肉类的汤汁不要喝，以减少脂肪和嘌呤的摄入。

吃甜食不利于痛风患者控制体重。

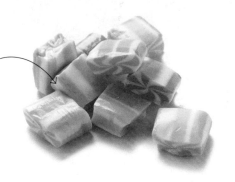

小贴士

宜选用蒸、煮等烹饪方式

■ 蒸、煮等无油的烹饪方式更有利于控制体重。在制作食物时，尽量选用少油、少盐的烹饪方式，不仅可以帮助减肥，还能更大程度地保留食物的营养成分，适合痛风合并肥胖的患者。

患者平时可以将有减脂作用的茶代替水来饮用，如乌龙茶、荷叶茶、大麦茶、普洱茶、决明子茶、菊花茶、山楂茶等，但注意不能太浓。

合理控制热量

合理控制热量，但千万不可盲目控制饮食。在低热量饮食中，蛋白质供给量不可过高，以每天摄入蛋白质50~75克为宜。同时，还应控制脂肪的摄入量，平时少吃肥肉、蛋糕、巧克力、冰激凌等脂肪含量高的食物。

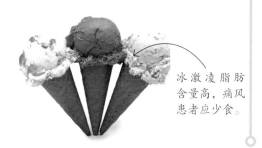

冰激凌脂肪含量高，痛风患者应少食。

保证维生素的供应

新鲜水果和蔬菜含有丰富的维生素，可适量食用。适用于减肥者食用的蔬菜有黄瓜、番茄、芹菜等，水果有西瓜、柚子、苹果、橙子等。

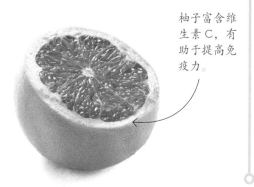

柚子富含维生素C，有助于提高免疫力。

肉类优先选择脂肪含量低的瘦牛肉和鸡肉

在减肥膳食中，每天进食脂肪的量应限制在50克左右。如果食用猪肉，仅150克肥瘦相间的量，就会摄入超标的脂肪。因此，痛风合并肥胖的患者尽量选用脂肪含量低的瘦牛肉和鸡肉，还能补充优质动物蛋白。但注意，牛肉和鸡肉嘌呤含量较高，只能在痛风缓解期少量食用，每天不超过100克。

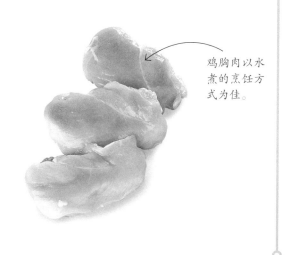

鸡胸肉以水煮的烹饪方式为佳。

忌用煎、炸的烹调方法

　　煎、炸的食物含脂肪较多，不利于减肥。宜采用蒸、煮、炖、拌等烹调方法。另外，还有以下几种用油的小窍门：①尽量选用不粘锅做菜，这样有助于减少油的用量。②炸过的油不要再次用来炸制食物，尽快用其他方法用完，切勿反复使用。③炒菜后把锅斜放几分钟，让油流出来，然后再装盘。④凉拌菜后放油，食物还没来得及吸收油脂已香味十足。

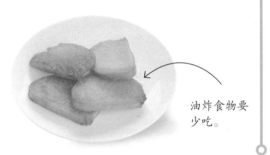

油炸食物要少吃。

忌过多摄入食盐

　　肥胖者应限制食盐的摄入量（每天盐的摄入量控制在3克左右，不超过5克），太多的盐不但增加身体负担，而且还会使口味变得越来重。低盐饮食对降低血压也有好处。

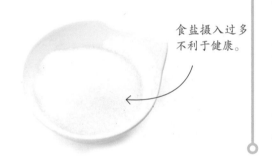

食盐摄入过多不利于健康。

宜少食多餐

　　越来越多的证据表明，在减少体脂方面，少食多餐比多食少餐效果更好。把原来一天的食物分成几份，变成一天五至六餐来吃。每隔3个小时就进餐一次，可以使营养物质供应更平稳、更充足，身体燃烧热量会更高效。这样做还能减少体脂储存的风险，促使养成更健康的饮食习惯，还有助于摄入更多的膳食纤维、蛋白质和水分。例如，早餐→早加餐→午餐→午加餐→晚餐→晚加餐（每隔3小时吃一次）。特别要强调的是，晚饭要少量，6点过后吃点水果就可以了。

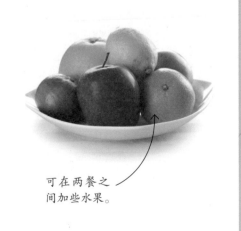

可在两餐之间加些水果。